Baja En Carbohidratos

El Recetario Definitivo De Salsas Bajas En
Carnohidratos (La Mejor Guía Para Carb Bajo)

Dante Muro

Publicado Por Daniel Heath

© **Dante Muro**

Todos los derechos reservados

*Baja En Carbohidratos: El Recetario Definitivo De Salsas
Bajas En Carnohidratos (La Mejor Guía Para Carb Bajo)*

ISBN 978-1-989808-18-4

Este documento está orientado a proporcionar información exacta y confiable con respecto al tema y asunto que trata. La publicación se vende con la idea de que el editor no esté obligado a prestar contabilidad, permitida oficialmente, u otros servicios cualificados. Si se necesita asesoramiento, legal o profesional, debería solicitar a una persona con experiencia en la profesión.

Desde una Declaración de Principios aceptada y aprobada tanto por un comité de la American Bar Association (el Colegio de Abogados de Estados Unidos) como por un comité de editores y asociaciones.

TABLA DE CONTENIDO

Parte 1

Introducción

En primer lugar me gustaría darte las gracias y felicitarte por haber descargado **este libro.** Seguro que añadirás algo de vida y sabor a tus platos con esta maravillosa recopilación de salsas bajas en carbohidratos. Podrás disfrutar de una comida con alguna sabrosa salsa por encima sin sentir ningún tipo de culpa, ¿a que suena genial? ¡Diría que va a ser delicioso! No hay nada peor que cuando intentas comer mejor y más saludable pero te encuentras con que a menudo los platos son tremendamente aburridos para el paladar. Ahora podrás comer sano y disfrutar del gran sabor de una buena salsa baja en carbohidratos para darle a tu comida ese extra de perfección: haz que tu experiencia al comer sea agradable, no sosa y aburrida. Solo porque hayas decidido comer opciones de alimentos mejores y más saludables no significa que necesites privarte de un gran sabor: puedes tener ambas cosas añadiendo cualquiera de las salsas bajas en carbohidratos que encontrarás en la recopilación de este libro.

Puedes convertir una comida que no era nada demasiado especial en una que te haga salivar y experimentar nuevos sabores al añadir estas deliciosas salsas bajas en carbohidratos a tus comidas. No te conformes con algo sencillo y aburrido, ¡sazónalo un poco! La variedad es la especia de la vida, ¿verdad? Hay mucha variedad de salsas para elegir en este libro. Estoy segura de que nunca has probado muchas de estas salsas antes, así que ¿por qué no darle a tus papilas gustativas una nueva y agradable sorpresa y probar algunas nuevas salsas bajas en carbohidratos en tus comidas? ¡Convierte tus comidas ordinarias en extraordinarias simplemente agregando la sabrosa salsa baja en carbohidratos que elijas!

Recopilación de las recetas más populares de salsas bajas en carbohidratos

1. Salsa de dos bayas

10 raciones
Ingredientes:

- un paquete de arándanos rojos sin semillas
- un octavo de una cucharadita de café de pimienta de Jamaica
- un cuarto de cucharadita de café de nuez moscada
- dos tazas de arándanos
- tres cuartos de una cucharadita de café de canela
- un cuarto de cucharadita de café de estracto de estevia
- una taza de agua

Elaboración:

En un cazo a fuego medio, agregar todos los ingredientes y cocina durante 15 minutos, revolviendo ocasionalmente. Triturar las bayas con un pasapurés

4

mientras se cocinan. Dejar cocer hasta que espese. Dejar enfriar y listo para servir.

Valor nutricional por ración:
Proteínas: 2 g
Grasas: 1 g
Carbohidratos: 6,1 g neto
Calorías: 12,9

2. Mayonesa de mostaza dulce

4 raciones

Ingredientes:

- una cucharada de vinagre de manzana
- media taza de mayonesa
- una cucharadita de mostaza
- cuatro cucharaditas de estevia
- un octavo de una cucharadita de pimentón
- tres cuartos de una cucharadita de ajo, picado

Elaboración:

Añadir todos los ingredientes en un bol y mezclar bien, servir frío.

Valor nutricional por ración:

Proteínas: 0 g

Grasas: 10 g

Carbohidratos: 1 g neto

Calorías: 90

3. Salsa agridulce de ciruela

6 raciones

Ingredientes:

- dos cucharadas soperas de ketchup
- una taza de sucralosa líquida
- media cucharadita de melaza
- media taza de agua
- media taza de vinagre de manzana
- cuatro ciruelas, peladas, deshuesadas y machacadas
- media cucharadita de goma xantana
- una cucharadita de jengibre picado
- una cucharada de sirope de frambuesa
- un cuarto de taza de sirope de piña
- dos cucharadas soperas de salsa de soja

Elaboración:

En un cazo, añadir todos los ingredientes excepto la goma xantana y llevar a ebullición. Tapar y dejar que la mezcla se cocine durante 30 minutos. Remover ocasionalmente. Apagar el fuego y dejar enfriar. Verter la mezcla en la licuadora, agregar la goma y mezclar hasta lograr una mezcla homogénea. Verter en un tazón y servir frío.

Valor nutricional por ración:

Proteínas: 3,5 g

Grasas: 0 g

Carbohidratos: 3 g neto

Calorías: 14

4. Aliño de rancho al chile

2 raciones

Ingredientes:

- una cucharada de cilantro picado
- media cucharadita de chile Chipotle en polvo
- un cuarto de taza de aliño de rancho

Elaboración:

Mezclar todos los ingredientes en una licuadora hasta lograr una mezcla homogénea y servir.

Valor nutricional por ración:

Proteínas: 1 g

Grasas: 8 g

Carbohidratos: 1 g neto

Calorías: 79

5. Salsa de ajo y queso

6 raciones
Ingredientes:

- 227 g de queso crema ablandado
- media taza de queso parmesano rallado
- tres cuartos de taza de nata entera
- una cucharadita de ajo picado
- media cucharadita de nuez moscada
- un cuarto de cucharadita de pimienta negra
- una cucharadita de perejil fresco picado
- una cucharadita de sal marina

Elaboración:
Añadir todos los ingredientes a una sartén a fuego medio. Remover durante diez minutos hasta que la salsa se espese y el queso se derrita. Servir con pasta o un filete de pollo.

Valor nutricional por ración:
Proteínas: 7 g
Grasas: 27 g
Carbohidratos: 2 g neto
Calorías: 279

6. Aliño de semillas de amapola

4 raciones
Ingredientes:
- un cuarto de taza de vinagre blanco
- cinco cucharadas de sucralosa en polvo
- media cucharadita de pimienta negra
- media cucharadita de sal marina
- un cuarto de cucharadita de extracto de naranja
- un tercio de taza de aceite de coco derretido
- media cucharadita de semillas de apio
- una cucharada de semillas de amapola
- media taza de mayonesa

Elaboración:
Agregar todos los ingredientes en un recipiente para mezclar, batir hasta lograr una mezcla homogénea y cremosa y luego servir.

Valor nutricional por ración:
Proteínas: 3,2 g
Grasas: 10 g
Carbohidratos: 1 g neto
Calorías: 94

7. Salsa para pizza casera

6 raciones

Ingredientes:

- 1,8 kg de tomates picados
- una cucharadita de ajo picado
- una cucharadita de hojas de albahaca picadas
- una cucharadita de hojas de orégano picadas
- dos cucharadas soperas de estevia

Elaboración:

Agregar todos los ingredientes en una olla a fuego medio. Cocinar durante diez minutos hasta que los tomates estén suaves y jugosos. Verter los tomates en la licuadora y hacerlos puré. Agregar a la parte superior de una masa de pizza.

Valor nutricional por ración:

Proteínas: 1,2 g

Grasas: 0,6 g

Carbohidratos: 4 g neto

Calorías: 36

8. Salsa de queso azul cremoso

3 raciones
Ingredientes:

- 142 g de queso azul, machacado
- un cuarto de taza de mayonesa
- un tercio de taza de crema agria
- un tercio de taza de suero de leche
- dos cucharadas de zumo de limón
- media cucharadita de pimienta negra molida
- un cuarto de cucharadita de sal marina
- media cucharadita de estevia

Elaboración:
Mezclar todos los ingredientes en un bol hasta que estén bien mezclados y servir.

Valor nutricional por ración:
Proteínas: 2,2 g
Grasas: 6,2 g
Carbohidratos: 0,9 g neto
Calorías: 68

9. Salsa de mostaza al tabasco

Raciones: 3

Ingredientes:

- dos cucharadas de eneldo, fresco
- media taza de crema agria
- una cucharadita de sal marina
- una cucharadita de pimienta negra
- una cucharadita de mostaza
- una cucharada de salsa de tabasco
- media taza de mayonesa

Elaboración:

Agregar todos los ingredientes en una licuadora, mezclar hasta lograr una mezcla homogénea y suave y servir.

Valor nutricional por ración:

Proteínas: 1 g
Grasas: 14 g
Carbohidratos: 1 g neto
Calorías: 130

10. Salsa de pollo con pavo

Raciones: 4

Ingredientes:

- una taza de caldo de pavo, cocido con vegetales
- una taza de nata espesa
- una cucharada de mantequilla, derretida
- una taza de pollo cocido, picado
- un octavo de una cucharadita de goma xantana

Elaboración:
Añadir todos los ingredientes en una olla a fuego medio (excepto la goma xantana) y cocinar durante 40 minutos hasta que el líquido se reduzca a la mitad, luego agregar la goma, revolver bien y servir.

Valor nutricional por ración:
Proteínas: 6,7 g
Grasas: 2,4 g
Carbohidratos: 1,4 g
Calorías: 122

11. Salsa cremosa de rábano picante y mostaza

Raciones: **8**

Ingredientes:

- un cuarto de taza de crema agria
- tres cuartos de cucharada de rábano picante precocinado
- una cucharadita de mostaza en polvo
- una cucharada de mayonesa

Elaboración:

Batir todos los ingredientes en un tazón y añadirlos a tu plato de carne favorito.

Valor nutricional por ración:

Proteínas: 3,4 g

Grasas: 3 g

Carbohidratos: 1 g neto

Calorías: 30

12. Mayonesa de mostaza cremosa

Raciones: 1 taza

Ingredientes:

- *dos cucharaditas de zumo de limón*
- dos yemas de huevo
- media taza de aceite de oliva
- media taza de mantequilla derretida
- una cucharadita de vinagre de vino blanco
- una cucharadita de sal marina

Elaboración:

Añadir el zumo de limón, la sal marina, el vinagre y las yemas de huevo a la batidora. Mezclar hasta lograr una mezcla homogénea. En otro recipiente, agregar la mantequilla derretida con el aceite y mezclar bien. Encender la licuadora a baja velocidad, añadir la mezcla de mantequilla y mezclar por unos segundos. Cuando la mezcla se espese, la mayonesa está lista.

Valor nutricional por ración:

Proteínas: 1,2 g

Grasas: 33,8 g

Carbohidratos: 0,5 g neto

Calorías: 301

13. Salsa de limón

Raciones: 6
Ingredientes:

- dos cucharadas de grasa animal
- una cucharada de mostaza
- dos cucharaditas de ajo picado
- una cucharada de vinagre balsámico
- una cebolla blanca picada
- una cucharada de salvia fresca y picada
- una cucharadita de sal marina
- una cucharadita de pimienta negra
- media taza de agua
- dos tazas de caldo de pollo
- un cuarto de taza de nata para montar
- media taza de boletus porcini, secos
- dos cucharadas de zumo de limón

Elaboración:
En un bol, poner media taza de agua y añadir los hongos. Ponerlo todo a remojo durante 35 minutos. Añadir grasa animal a una sartén a fuego medio, agregar el ajo y las cebollas. Freír hasta que se doren. Agregar ralladura de limón y salvia, el caldo de pollo, el jugo de limón, los hongos y el agua. Cocinar cinco minutos

removiendo mientras. Vertir la mostaza y el vinagre y dejar hervir sin dejar de remover. Reduzca el fuego y añadir la nata y las especias. Mezclar bien y cocinar durante cinco minutos más. Una vez que la mezcla se haya enfriado, agregar a la licuadora, mezclar hasta lograr una mezcla homogénea y servir.

Valor nutricional por ración:
Proteínas: 2,1 g
Grasas: 11,2 g
Carbohidratos: 4,7 g neto
Calorías: 130

14. Mermelada de fresa y chía

Raciones: *20 cucharadas soperas*
Ingredientes:

- dos cucharadas de semillas de chía
- un cuarto de taza de estevia
- 250 gramos de fresas, cortadas por la mitad
- un cuarto de taza de agua

Elaboración:
Poner el fogón a fuego lento. Mezclar todos los ingredientes excepto las semillas de chía en la licuadora. En una cacerola agregar los ingredientes mezclados. Cocinar durante 40 minutos removiendo hasta que espese. Añadir las semillas de chía, apagar el fuego y servir.

Valor nutricional por ración:
Proteínas: 0,4 g
Grasas: 0,5 g
Carbohidratos: 0,6 g neto
Calorías: 10

15. Salsa tártara agridulce

Raciones: media taza

Ingredientes:

- una cucharadita de cebolla verde en cubos
- una cucharadita de zumo de limón
- una cucharada de pepinillo escabechado al eneldo cortado en cubos
- media taza de mayonesa
- media cucharadita de eneldo picado

Elaboración:

Añadir todos los ingredientes al tazón, mezclar bien, espolvorear con sal y pimienta y servir.

Valor nutricional por ración:

Proteínas: 0,6 g

Grasas: 14,7 g

Carbohidratos: 0,62 g neto

Calorías: 137

16. Guacamole de jamón y ajo

Raciones: 3

Ingredientes:

- tres lonchas de jamón cortadas en cubos
- dos aguacates deshuesados y cortados por la mitad
- una cucharadita de sal marina
- una cucharadita de pimienta negra
- media cucharadita de zumo de limón
- un tercio de taza de cilantro picado
- una cucharada de ajo asado y picado
- un cuarto de cebolla morada cortada en dados
- un tercio de pimiento rojo cortado en dados
- una cucharada de aceite de oliva

Elaboración:

En una sartén, añadir aceite de oliva a fuego medio, agregar los trozos de jamón y remover. Añadir los vegetales y remover bien. Usando un pasapurés en la sartén, añadir el zumo de limón y las especias, mezclar bien y servir.

Valor nutricional por ración:
Proteínas: 6,7 g
Grasas: 29 g
Carbohidratos: 4,3 g neto
Calorías: 322

17. Vinagreta de bayas

Raciones: 3

Ingredientes:

- media taza de frambuesas
- 30 gotas de estevia líquida
- sal y pimienta al gusto
- media taza de aceite de oliva
- media taza de vinagre de vino

Elaboración:

Añadir los ingredientes a la licuadora, mezclar hasta lograr una mezcla homogénea y servir.

Valor nutricional por ración:

Proteínas: 0,1 g

Grasas: 9,3 g

Carbohidratos: 0,3 g neto

Calorías: 84

18. Salsa cremosa de fudge de chocolate

Raciones: 2

Ingredientes:

- un tercio de taza de polvo de estevia
- una taza de nata para montar
- 70 gramos de chocolate con leche sin azúcar, finamente picado
- media cucharadita de vainilla

Elaboración:

Poner la sartén a fuego medio, añadir la crema junto con el edulcorante y batir. Cocinar a fuego lento y luego apagar el fuego. Añadir el chocolate y la vainilla y seguir removiendo hasta lograr una mezcla homogénea y bien mezclada, luego servir rociando la salsa sobre pretzels.

Valor nutricional por ración:

Proteínas: 1,75 g

Grasas: 15 g

Carbohidratos: 1,25 g neto

Calorías: 154

19. Salsa de caramelo salado con mantequilla

Raciones: 3
Ingredientes:

- seis cucharadas de edulcorante a base de eritritol en polvo granulado Swerve
- un cuarto de taza de mantequilla derretida
- dos cucharadas de azúcar de coco en polvo
- un cuarto de cucharadita de goma xantana
- media taza de nata entera
- un cuarto de cucharadita de goma xantana
- dos cucharadas de agua

Elaboración:
Colocar un cazo a fuego medio, agregar la mantequilla, el azúcar de coco y el polvo y cocinar cinco minutos. Retirar el cazo del fuego, añadir la nata y dejar que haga burbujas, añadir la goma de xantana con sal y seguir removiendo. Colocar de nuevo sobre el fuego y dejar hervir durante un minuto. Retirar y dejar enfriar, añadir agua

y remover bien.

Valor nutricional por ración:
Proteínas: 3,7 g
Grasas: 10,57 g
Carbohidratos: 3,42 g neto
Calorías: 113

20. Mermelada de chile de mora ahumado

Raciones: 10 cucharadas soperas
Ingredientes:

- una taza y media de chiles chipotles
- 250 g de moras
- un cuarto de taza de eritrol
- un cuarto de cucharadita de café de nuez moscada
- un cuarto de taza de aceite de coco
- 8 gotas de estevia líquida

Elaboración:
Colocar la cacerola a fuego lento en la estufa, añadir las moras y remover cinco minutos hasta que estén tiernas. Añadir los otros ingredientes y cocinar a fuego lento durante 20 minutos, dejando que espese. Vertir la mermelada en el recipiente y dejar enfriar antes de servir.

Valor nutricional por ración:
Proteínas: 0,3 g
Grasas: 5,7 g
Carbohidratos: 1,1 g neto
Calorías: 51

21. Pesto de jalapeño caliente con limón

Raciones: 8

Ingredientes:

- medio pimiento jalapeño, sin semillas y picado
- un manojo de cilantro finamente picado
- una cucharada de jugo de lima
- media taza de aceite de oliva
- dos cucharaditas de ajo picado
- media taza de nueces picadas

Elaboración:

Añadir todos los ingredientes en la licuadora y mezclar hasta lograr una mezcla homogénea. Verter en el frasco, espolvorear con sal y pimienta y servir.

Valor nutricional por ración:

Proteínas: 1 g
Grasas: 9 g
Carbohidratos: 0,5 g neto
Calorías: 84

22. Salsa barbacoa dulce infusionada en mango

Raciones: 3

Ingredientes:

- dos tazas de puré de tomate natural
- media taza de vinagre blanco
- un cuarto de taza de ketchup, sin azúcar
- una cucharadita de pimentón en polvo
- una cucharadita de pimienta de cayena
- una cucharada de cilantro, molido
- media cucharadita de sal marina
- dos cucharadas de cebolla picada
- una cucharada de salsa picante
- dos cucharadas de zumo de limón
- una cucharadita de salsa de pescado
- una cucharada de vinagre de manzana
- una cucharada de humo líquido
- un cuarto de taza de estevia
- un cuarto de taza de mostaza
- una cucharada de sirope de mango sin azúcar
- una cucharadita de jengibre fresco molido
- media cucharadita de clavo molido

- media cucharadita de cardamomo en polvo
- media cucharadita de canela en polvo
- media cucharadita de pimienta de Jamaica en polvo
- una cucharadita de sal marina
- una cucharada de ajo en polvo

Elaboración:

Colocar la cacerola a fuego medio, añadir todos los ingredientes y remover bien, cocinarr 30 minutos y servir.

Valor nutricional por ración:

Proteínas: 7,3 g

Grasas: 4,6 g

Carbohidratos: 6,6 g neto

Calorías: 177

23. Pesto de albahaca infusionado con ajo

Raciones: **2**

Ingredientes:

- media taza de aceite de oliva
- dos tazas de hojas de albahaca, frescas
- media taza de queso parmesano rallado
- un cuarto de taza de piñones picados
- cinco dientes de ajo picados
- media cucharadita de pimienta negra
- una cucharadita de sal marina
- dos cucharadas de ralladura de limón

Elaboración:

Licuar todos los ingredientes en la licuadora hasta lograr una mezcla homogénea. Se puede servir inmediatamente o guardar esta mezcla en un recipiente en la nevera hasta una semana.

Valor nutricional por ración:

Proteínas: 1 g

Grasas: 9 g

Carbohidratos: 0,5 g neto

Calorías: 84

24. Ketchup casero sin azúcar

Raciones: 4

Ingredientes:

- media taza de vinagre blanco
- una lata de puré de tomate (800 g)
- una cucharada de cebolla, picada y sin humedad
- un cuarto de cucharadita de pimentón en polvo
- media cucharadita de clavo entero
- media cucharadita de sal marina
- un palito de canela, machacado
- una cucharada de estevia

Elaboración:

En un cazo a fuego medio, agregar el puré de tomate, el pimentón y la estevia y remover de vez en cuando. Dejar cocer hasta que la mezcla se reduzca a la mitad. Tomar otro cazo y añadir el resto de los ingredientes a fuego medio y dejar que llegue al punto de ebullición. Colar y retirar las cebollas y los clavos de olor de la mezcla. Vertir la mezcla en una cacerola. Poner todo a fuego lento durante 25 minutos. Vertir en la botella de la salsa.

Valor nutricional por ración:
Proteínas: 0 g
Grasas: 0 g
Carbohidratos: 1,7 g neto
Calorías: 10

25. Salsa de tomate a la italiana

Raciones: **4**

Ingredientes:

- un cuarto de cucharadita de copos de chile rojo
- una lata de tomates pelados (800 g)
- una cucharadita de cebolla en polvo
- una cucharadita de ajo en polvo
- una cucharadita de hojas de albahaca secas
- media cucharadita de pimienta negra
- un cuarto de taza de aceite de oliva
- dos cucharadas de vinagre de vino tinto
- una cucharadita de sal marina
- una cucharadita de perejil

Elaboración:

Agregue todos los ingredientes en una licuadora, mezclar hasta obtener un puré homogéneo y servir.

Valor nutricional por ración:

Proteínas: 1 g

Grasas: 7 g

Carbohidratos: 3 g neto

Calorías: 84

26. Salsa picante mexicana

Raciones: *4*

Ingredientes:

- seis tazas de tomates picados
- un cuarto de taza de cilantro fresco y picado
- una cucharadita de sal marina
- una cucharada de cebolla seca en copos
- una taza de chiles enteros
- una cucharadita de pimienta negra

Elaboración:

Poner el horno en modo grill durante diez minutos. Forrar un molde para hornear con papel de horno o untar con aceite de oliva, y colocar dentro los tomates con los pimientos. Hornear al grill durante diez minutos.

Dejar enfriar y luego agregar a la licuadora con el resto de los ingredientes, mezclar hasta lograr una mezcla homogénea y servir.

Valor nutricional por ración:

Proteínas: 1 g

Grasas: 0,5 g

Carbohidratos: 2,5 g neto
Calorías: 20

27. Salsa holandesa al queso

Raciones: 2

Ingredientes:

- tres yemas de huevo
- media taza de mantequilla derretida
- media cucharadita de sal marina
- una cucharada de zumo de limón
- 50 g de queso crema ablandado

Elaboración:

Añadir todos los ingredientes a la licuadora hasta lograr una mezcla homogénea y servir.

Valor nutricional por ración:

Proteínas: 2 g

Grasas: 17 g

Carbohidratos: 1 g neto

Calorías: 162

28. Salsa barbacoa picante

Raciones: 4

Ingredientes:

- una lata de puré de tomate (400 g)
- una cucharadita de sal marina
- dos cucharaditas de ajo picado
- dos cucharaditas de grasa
- dos cucharadas de mantequilla
- media cebolla roja, picada
- un cuarto de cucharadita de pimienta negra
- media cucharadita de sal de ajo
- media taza de vinagre de manzana
- dos cucharadas soperas de estevia
- media cucharadita de condimento para salsa gravy
- una cucharadita de salsa de tabasco
- dos cucharaditas de humo líquido

Elaboración:

Poner una sartén a fuego medio y añadir la mantequilla, las cebollas, el ajo y la grasa. Cocinar unos minutos hasta que las cebollas estén doradas. Añadir el resto de los ingredientes y remover bien. Cocinar a fuego lento durante 30 minutos, retirar del fuego y enfriar, añadir a la licuadora, hacer puré y servir.

Valor nutricional por ración:
Proteínas: 2 g
Grasas: 2 g
Carbohidratos: 2 g neto
Calorías: 28

29. Salsa de tomates secados al sol con crema de coco

Raciones: 10

Ingredientes:

- una cucharadita de ajo picado
- una cucharada de mantequilla ablandada
- una cucharadita de cebolla en polvo
- tres cuartos de una cucharadita de pimienta negra
- tres cuartos de una cucharadita de sal marina
- ocho hojas de albahaca fresca y picada
- media taza de tomates secados al sol, picados en trozos grandes
- una lata de 400 g de leche de coco entera

Elaboración:

En una sartén, saltear a fuego medio bajo el ajo en la mantequilla durante unos minutos. Añadir la leche de coco, la albahaca, la cebolla en polvo, la pimienta, la sal marina y los tomates secados al sol. Reducir el fuego a fuego lento durante diez minutos y mezclar bien.

Valor nutricional por ración:

Proteínas: menos de 1 g

Grasas: 7 g

Carbohidratos: 2,5 g neto

Calorías: 78

30. Salsa de tomate y carne

Raciones: 25

Ingredientes:

- Medio kilo de carne picada magra
- una lata de 800 g de tomates pelados enteros
- 150 gramos de hongos crimini en lonchas
- 150 gramos de puré de tomate
- una cucharadita de sal de ajo
- dos cucharadas de ajo picado
- una cucharadita de albahaca seca
- una cucharadita de perejil seco
- media cucharadita de sal marina
- un cuarto de cucharadita de copos de chile rojo
- una cucharadita de cebolla en polvo
- media cucharadita de laurel seco

Elaboración:

Dorar la carne en una sartén antiadherente a fuego medio, añadir la cebolla, el ajo y sal de ajo. Retirar el exceso de grasa. Añadir los tomates y triturarlos con la carne. Mezclar con la pasta de tomate, los hongos, la hoja de laurel, el orégano, la albahaca, el ajo en polvo, la sal marina y las hojuelas de pimiento rojo. Poner todo a fuego lento durante 30 minutos.

Valor nutricional por ración:

Proteínas: 6 g

Grasas: 1,5 g

Carbohidratos: 3 g neto

Calorías: 48

31. Marinara de tres quesos al ajo

Raciones: 16

Ingredientes:

- una lata de 800 g de tomate triturado
- dos cucharadas de ajo picado
- una cucharadita de hojas de orégano seco
- media cucharadita de ajo en polvo
- una cucharadita de perejil seco
- una cucharadita y media de albahaca seca
- 150 gramos de puré de tomate
- media cucharadita de sal marina
- un cuarto de queso romano rallado
- un cuarto de queso mozzarella rallado
- un cuarto de queso parmesano rallado
- un cuarto de cucharadita de copos de pimiento rojo triturados

Elaboración:

En una sartén grande a fuego lento, añadir los tomates triturados, la pasta de tomate y todos los demás ingredientes, excepto los tres quesos. Cocinar a fuego lento durante 15 minutos, removiendo frecuentemente. Añadir los quesos y remover hasta que estén bien mezclados.

Valor nutricional por ración:

Proteínas: 2,5 g

Grasas: 1,25 g

Carbohidratos: 4 g neto

Calorías: 37

32. Salsa de chile con cacahuete y limón

Raciones: 3

Ingredientes:

- una cucharada de manteca de cacahuete sin sal
- zumo de lima de un cuarto de lima
- media cucharada de miel orgánica
- un cuarto de taza de agua
- media cucharadita de aceite de chile
- un cuarto de cucharadita de aceite de sésamo
- un diente de ajo rallado
- una cucharadita de jengibre rallado
- dos cucharadas de salsa de soja baja en sodio

Elaboración:

En una sartén a fuego medio, agregar el zumo de limón, la salsa de soja, el aceite de sésamo, el aceite de chile, el jengibre y el ajo. Calentar unos minutos y luego agregar la mantequilla de cacahuete y remover hasta que hierva. Añadir el agua y lograr una mezcla homogénea. Añadir sal y miel. Cocinar a fuego lento durante dos minutos más y servir como salsa para mojar.

Valor nutricional por ración:
Proteínas: 1,73 g
Grasas: 3,84 g
Carbohidratos: 5,57 g neto
Calorías: 59

33. Salsa Sichuan

Raciones: 4

Ingredientes:

- dos cucharadas de vinagre de vino blanco
- una cucharada de puré de tomate
- tres cucharadas de caldo de pollo bajo en sodio
- una cucharadita de salsa de soja baja en sodio
- una cucharadita de estevia
- media cucharadita de aceite de sésamo
- un cuarto de cucharadita de maicena
- un cuarto de cucharadita de hojuelas de pimiento rojo trituradas

Elaboración:

Batir la pasta de tomate, el caldo, el vinagre de vino de arroz, la salsa de soja, el edulcorante, la maicena, el aceite de sésamo y las hojuelas de pimiento rojo trituradas en un tazón. Se puede guardar hasta una semana en el frigorífico.

Valor nutricional por ración:
Proteínas: 0,27 g

Grasas: 0,67 g
Carbohidratos: 1,26 g neto
Calorías: 12

34. Salsa barbacoa

Raciones: 4
Ingredientes:

- dos cucharadas de vinagre de vino blanco
- 225 gramos de puré de tomate
- media cucharadita de ajo en polvo
- una cucharadita de mostaza
- un tercio de una cucharada de salsa Worcestershire
- dos cucharaditas de perejil fresco picado
- sal y pimienta al gusto

Elaboración:
Mezclar todos los ingredientes y vertirlos sobre lo que estés haciendo.

Valor nutricional por ración:
Proteínas: 1,01 g
Grasas: 0,38 g
Carbohidratos: 4,92 g neto
Calorías: 25

35. Salsa de champiñonescremosa

Raciones: 2

Ingredientes:

- 225 g de champiñones finamente picados
- una cucharada de mantequilla ablandada
- media taza de caldo de pollo bajo en sodio
- dos cucharadas de nata espesa
- un cuarto de cucharadita de nuez moscada molida
- sal y pimienta al gusto
- una cucharada de crema agria

Elaboración:

Calentar la mantequilla en una sartén a fuego medio y luego agregar los champiñones y cocinar cinco minutos. Añadir la nata espesa y el caldo de pollo y cocinar por otros dos minutos. Retirar del fuego y añadir la nata agria, sal, pimienta y nuez moscada.

Valor nutricional por ración:

Proteínas: 4,12 g

Grasas: 8,25 g
Carbohidratos: 4,94 g neto
Calorías: 102

36. Salsa Hoisin

Raciones: 12
Ingredientes:

- dos cucharadas de mantequilla de cacahuete
- cuatro cucharadas de salsa de soja baja en sodio
- una cucharada de melaza
- media cucharadita de salsa picante al estilo chino
- pimienta al gusto
- media cucharadita de ajo en polvo
- dos cucharaditas de vinagre de vino blanco
- dos cucharadita de aceite de sésamo

Elaboración:
Mezclar todos los ingredientes en un bol.

Valor nutricional por ración:
Proteínas: 0,83 g
Grasas: 2,1 g
Carbohidratos: 2,29 g neto
Calorías: 30

37. Salsa cremosa de parmesano

Raciones: 3

Ingredientes:

- una taza de queso parmesano rallado
- media taza de nata semidescremada sin grasa
- sal y pimienta al gusto

Elaboración:

Agregar la crema al cazo a fuego medio cuando hierva, añadir el parmesano, la pimienta, la sal y remover.

Valor nutricional por ración:

Proteínas: 13,87 g

Grasas: 10,1 g

Carbohidratos: 5 g neto

Calorías: 167

38. Salsa dulce de yogur y mostaza

Raciones: 4
Ingredientes:

- dos cucharaditas de estevia
- una taza de yogur natural
- un cuarto de taza de mostaza marrón

Elaboración:
Mezclar bien todos los ingredientes en un bol. Marida bien con tiras de pollo.

Valor nutricional por ración:
Proteínas: 4,13 g
Grasas: 0,6 g
Carbohidratos: 6,82 g neto
Calorías: 48

39. Salsa para remojar de chile dulce tailandés

Raciones: 25

Ingredientes:

- dos chiles
- cuatro cucharadas de jugo de limón
- una taza de agua hirviendo
- dos cucharaditas de estevia
- tres cucharaditas de salsa de pescado
- tres dientes de ajo picados
- medio pimiento rojo grande picado

Elaboración:

Mezclar el agua hirviendo con la estevia y reservar. Mezclar el resto de los ingredientes en una licuadora y batir bien, luego añadir la mezcla de agua. Se puede espesar la salsa añadiendo goma xantana.

Valor nutricional por ración:

Proteínas: 0,13 g

Grasas: 0,03 g

Carbohidratos: 0,99 g neto

Calorías: 4

40. Salsa de frambuesas

Raciones: 8

Ingredientes:

- 350 g de frambuesas congeladas
- un poco de sal
- una taza de sucralosa
- una taza de agua

Elaboración:

Mezclar sucralosa, sal y agua en un cazo y llevar a ebullición. Añadir las frambuesas, volver a hervir y bajar el fuego para que hierva a fuego lento durante diez minutos.

Valor nutricional por ración:

Proteínas: 0,51 g

Grasas: 0,28 g

Carbohidratos: 7,78 g neto

Calorías: 32

41. Salsa Tzatziki

Raciones: 6
Ingredientes:

- media taza de pepino, pelado y rallado
- una cucharadita de cáscara de limón
- media taza de yogur griego natural
- un cuarto de cucharadita de sal marina

Elaboración:
Mezclar todos los ingredientes en un bol y refrigerar hasta que esté listo para usar.

Valor nutricional por ración:
Proteínas: 1,9 g
Grasas: 0,02 g
Carbohidratos: 1,02 g neto
Calorías: 11

42. Salsa cremosa agridulce

Raciones: 8
Ingredientes:

- 450 g de crema agria ligera
- dos cucharaditas de estracto de vainilla
- cuatro cucharaditas de estevia

Elaboración:
Mezclar todos los ingredientes en un bol hasta que estén bien mezclados.

Valor nutricional por ración:
Proteínas: 1,99 g
Grasas: 6,01 g
Carbohidratos: 6,26 g neto
Calorías: 88

Conclusión

Espero que disfrutes de todas las maravillosas recetas de salsa baja en carbohidratos de esta recopilación. Añaden un toque especial a tus comidas de forma saludable. Puedes disfrutar de comidas llenas de sabor al mismo tiempo que pierdes los kilos de más que deseas perder.

Me gustaría volver a darte las gracias por descargar mi libro y también pedirte que dejes una pequeña reseña de qué te ha parecido, apreciaré mucho tu apoyo. ¡Disfruta de tu nueva recopilación de salsas bajas en carbohidratos!

Parte 2

Introducción

Se podría pensar que una dieta baja en carbohidratos y grasas es la forma de conseguir bajar de peso y lograr un estilo de vida saludable, pero este no es necesariamente el caso. Los principales macronutrientes en los alimentos que consumimos contienen proteínas, carbohidratos y grasas, pero es el tipo y cuánto consumes de cada uno lo que hace la diferencia. Las proteínas se encuentran principalmente en animales y sus subproductos, pero es importante elegir productos magros. Los productos magros conteniendo proteínas se pueden encontrar en el atún, salmón, pollo, pavo y huevos. También se pueden encontrar en menores cantidades en nueces, legumbres, frijoles y productos de hojas verdes. Es considerado a menudo en las comunidades que buscan un buen estado físico, que mientras más proteínas consumes, tus músculos se volverán más fuertes y magros, pero esto no puede estar más alejado de la verdad. Por ejemplo, investigaciones han demostrado que comer más de 30g. de proteína por porción, no significa que tu cuerpo va a utilizarlas y que el exceso que no puede digerirse, va a ser almacenado como energía no utilizada, en forma de grasa. Lo mismo ocurre con los carbohidratos y grasas, pero va a depender de tu talla y genética, para ser más específico. Las proteínas son esenciales para el crecimiento de los músculos y ciertamente contribuyen a lograr tu delgadez, al brindarte una sensación de saciedad. Además, como sólo consumes entre 20-30g. de proteínas por porción, para ingerir la suficiente cantidad de acuerdo a tu contextura, es buena idea comer pequeñas porciones durante el día. Esto además puede ayudar a estabilizar tu metabolismo y mantener altos tus niveles de energía durante todo el día.

Los carbohidratos son engañosos, es realmente importante que te instruyas en este aspecto porque, cuando la gente piensa en perder peso, tiende a eliminar los carbohidratos y esto es peligroso, porque los carbohidratos son nuestra principal fuente de energía. El azúcar o el término más técnico "glucosa" es nuestra principal fuente de energía que es liberada en el torrente sanguíneo para luego ser usada. Los carbohidratos son almacenados en forma de glucógeno dentro de los músculos e hígado y dependiendo del tipo de carbohidrato que consumas, determinará cuán rápido la energía es liberada y es desintegrada en forma de glucosa. Ahora que comprendes que no todos los carbohidratos son iguales, es aconsejable que aprendas a separar los buenos de los malos y cuándo es apropiado utilizar ambos tipos.

Hay dos tipos de carbohidratos: "simples" y "complejos". Los carbohidratos simples son formados principalmente por azúcares de liberación rápida,; al poseer este componente se convertirán en glucosa muy rápido y si esa energía no es utilizada, será almacenada en forma de grasa. Se encuentran principalmente en alimentos que contienen almidón como las papas blancas, pastas blancas, como fideos, arroz blanco y pan blanco. Puedes observar que hay una gran cantidad de carbohidratos simples y esto es debido a la rapidez con que son digeridos y liberados como energía. El problema es que si no ejercitas antes de consumir carbohidratos simples, a largo plazo estos pueden contribuir a aumentar de peso. Coincidimos que se necesita una gran cantidad de carbohidratos simples para sentir sensación de saciedad, esto es debido al proceso de digestión rápida y es también la razón de por qué muchas personas que consumen un exceso de azúcares simples a diario tienen un alto riesgo de sufrir de diabetes.

Aunque los carbohidratos simples no son recomendables para perder peso ni para aumentar tus niveles de energía, pueden ser muy bien utilizados después del ejercicio, hasta dos horas después. Esto es para ayudar al crecimiento, reparación y recuperación de los tejidos y células musculares, y para reponer el glucógeno de los músculos, almacenado como energía.

Por eso, es muy importante consumir carbohidratos complejos, 1 o 2 horas antes del ejercicio, para que los músculos e hígado tengan suficiente almacenamiento de energía para potenciar tu ejercicio. Esta es la razón de por qué una dieta predominantemente basada en carbohidratos simples, no beneficiará tus niveles de energía o ejercicio, debido a la rapidez en que las reservas de glucógeno se convierten en glucosa y son liberadas en el torrente sanguíneo como energía almacenada. Si no posees reservas de glucógeno, no tendrás suficiente energía para ayudarte a quemar el exceso de grasa que posees. La forma más fácil de diferenciar los carbohidratos complejos de los simples, es recordar que los carbohidratos simples son principalmente blancos y los complejos son generalmente negros. Los carbohidratos complejos están principalmente compuestos de alimentos integrales como trigo integral. Estos contienen mucha fibra que demora mucho tiempo en digerirse. Por lo tanto, el proceso de desintegración del glucógeno , el proceso de transformación en glucosa y la liberación al torrente sanguíneo para ser usada como energía, demorarán más tiempo. Por eso, es mejor consumir especialmente carbohidratos complejos, si buscas aumentar tus niveles de energía y perder peso, porque te mantendrán con sensación de saciedad durante más tiempo y evitarás consumir alimentos poco sanos. Las fibras se liberan lentamente, son buenas para tu intestino y lo mejor de todo te ayudan a liberar energía lentamente , por lo tanto al consumir una dieta que contenga principalmente carbohidratos complejos, te aseguras de conseguir una liberación gradual de energía durante todo el día. Los carbohidratos complejos se encuentran en pastas integrales, arroz integral, pan integral, batatas y aún en guisantes y legumbres

Tan importante como los carbohidratos son las grasas. Las grasas son esenciales para nosotros y las necesitamos por varias razones. Una pequeña cantidad de grasas insaturadas son vitales para tu salud, ya que ayudan a tu cuerpo a absorber grasas, vitaminas solubles como las vitaminas A, E y D, que sólo pueden ser absorbidas con la ayuda de otras grasas. También, usamos las grasas como fuente de energía, pero es importante notar que tu cuerpo siempre buscará usar carbohidratos como su fuente principal de energía primero, y cuando las reservas de glucógeno se vean reducidas, el cuerpo comenzará a usar grasas como fuente de energía. Si eres un levantador de pesas o físico culturista, entonces tu principal fuente de energía serán los carbohidratos, teniendo en cuenta que la mayoría de las sesiones duran alrededor de 60 minutos. Ahora si observas a un corredor de larga distancia, estarán ejercitando entre 1-3 horas, entonces lo que ocurre es que su cuerpo usa las reservas de glucógeno primero y a medida que transcurre el tiempo, comienzan a usar las reservas de grasa.

No es recomendable ejercitarse con el estómago vacío, porque tu cuerpo no buscará las reservas de grasa, no funciona de esa manera, tu cuerpo comenzará a forzar los tejidos de los músculos para obtener energía y esto provocará fatiga severa. Los tipos de grasas que debes evitar son las grasas saturadas. Demasiadas grasas saturadas pueden contribuir a tener colesterol alto lo que incrementa el riesgo de enfermedades coronarias, embolias y enfermedades cardiovasculares. Es recomendable que no consumas más de 30g. de grasas saturadas al día. Las grasas saturadas se encuentran predominantemente en las carnes animales, manteca, margarina, crema, salchichas, tocino, chocolate y galletas. Cuando buscas cuántos de los macronutrientes debes consumir en tu dieta, un plato de buena comida debe incluir 50% de carbohidratos, 35 % de proteínas y 15% de grasas. Esto significa que la mitad de tu plato debe contener carbohidratos complejos, los cuales son nuestra principal fuente de energía, más de un cuarto del plato debe contener proteínas que cumplen muchos roles, entre ellos, el hacerte sentir saciado y una pequeña cantidad de grasas insaturadas que es esencial.

1-BATIDO DE DURAZNOS Y CREMA (2 porciones)

INGREDIENTES:

- ½ lata de duraznos
- 200ml.de leche descremada
- 100ml. de yogur Griego congelado
- ¼ de queso crema
- ¼ de taza de avena
- 1 cucharadita de ralladura de limón
- 2 cucharadas de semillas de chía

BENEFICIOS NUTRICIONALES

El yogur griego, la leche descremada y el queso descremado contienen muchas proteínas de liberación rápida, calcio y hacen maravillas en el sistema inmune. Trata de asegurarte que el almíbar de los duraznos sea bajo en azúcar. La avena y las semillas de chía también contienen una cantidad considerable de proteínas, además de un contenido alto en fibras para provocar una liberación de energía lenta. La ralladura de limón agrega un toque ácido a esta receta y contiene propiedades antioxidantes que ayudan a potenciar el sistema inmune.

VALORES NUTRICIONALES
Proteínas- 35g. / 17.5g. por porción
Carbohidratos- 63.7g. / 31.8g. por porción
Grasas – 10.9g. / 5.4g. por porción
Kilocalorías totales- 492.9 Kcals. /246.4 Kcals.

2-BATIDO TUTTI-FRUTTI (2 Porciones)

Ingredientes
- 1 taza de ananá fresca
- ¼ de taza de arándanos
- 200ml. de jugo de granada
- 150ml. de yogur Griego congelado
- 2 cucharadas semillas de lino

BENEFICIOS NUTRICIONALES

Este batido sirve como un aperitivo para potenciar tus niveles de energía sin aumentar tus niveles de azúcar en sangre y posee muchos antioxidantes que potencian tu sistema inmune y proveen reservas para cuando las necesitas. Las semillas de lino poseen proteínas de calidad, además de fibra y ácidos grasos con omega 3; el ananá, el jugo de granada y los arándanos son una fuente de fibra, vitamina C, antioxidantes y fructosa, lo que te brinda una inyección de energía, sin afectar tus niveles de glucosa. El yogur griego es una gran fuente de proteínas de liberación lenta y contiene mucho calcio.

VALORES NUTRICIONALES

Proteínas- 16.8g./ 8.4g. por porción

Carbohidratos- 61.1g./ 30.5g. por porción

Grasas- 9.8g. / 4.9g. por porción

Kilocalorías- 399.8 Kcals. / 199.9 Kcals. por porción

3-SOPADE LENTEJAS Y BATATA ESTILO DE MARRUECOS(3 Porciones)

Ingredientes

- 200g. de lentejas verdes (sin cocinar)
- 200g. de guisantes de jardín
- media batata mediana (150g.)
- ¼ taza de agua
- ½ cebolla blanca (en rodajas finas)
- 1 medio tomate (en cubos)
- 2 cucharadas de perejil
- 2 cucharadas de salsa de tomate
- 2 dientes de ajo (en rodajas finas)
- 1 cucharada de cúrcuma
- 1 cucharada de sal
- ½ cucharada de pimienta
- ½ cucharada de polvo de chile rojo
- 500ml. de agua

Método de preparación

Colocar los tomates, ajo, salsa de tomate, sal, pimienta, cebolla y cúrcuma en una cacerola antiadherente con ¼ de taza de agua y cocinar a fuego bajo durante 5-7 minutos- revolviendo ocasionalmente.

Luego, agregar las lentejas, guisantes y 500ml. de agua, mezclar y dejar hervir a fuego medio por 30 minutos o hasta que la mezcla tenga una consistencia espesa. Después de 20 minutos, agregar el perejil. Cuando la preparación se haya espesado, agregar el chile y dejar reposar durante 2 minutos antes de servir.Mientras tanto, precalentar el horno a 220 grados, pisarlas papas varias veces e introducirlas en el microondas a potencia máxima por 10 minutos y luego colocar en el horno por otros 20 minutos. Cuando su plato esté listo, servir la sopa de lentejas en un bol grande y las papas en una fuente aparte.

VALORES NUTRICIONALES
Proteínas: 26.8g./ 8.9g. por porción
Carbohidratos: 80.1g. / 26.7g. por porción
Grasas: 2.5g. / 0.8g. por porción
Total de kilocalorías 450.1 Kcals./ 150 Kcals por porción

4-TORTILLAS MEXICANAS DE ALTAS PROTEÍNASESTILO VEGANO(7 Porciones)

Ingredientes

- 400g. de tiras de pollo Quorn
- 100g. de tofu (cortado en tiras)
- 400g. de porotos negros (1 lata en agua)
- 150g. de arroz integral
- 100g. de espinaca (congelada)
- 100g. de hongos (en rodajas)
- 56g. de queso de soja
- 7 tortillas integrales
- 340g. de salsa enchilada de chile verde (1 lata)

Método de preparación

Lavar muy bien los porotos negros para evitar que produzcan gases. Cocinartodos los ingredientes anteriores,(excepto la salsa enchilada, queso de soja y tortillas), de acuerdo a las instrucciones de cada paquete. Una vez que todo esté listo, colocar las 7 tortillas en una fuente grande y cocinar en microondas durante 30-40 segundos a potencia máxima. Luego envolver las tortillas a lo largo, colocar en una fuente de horno, una al lado de la otra. Verter la salsa enchilada sobre las tortillas, desde arriba hacia abajo. Gratinar el queso de soja por encima y colocar en el horno a 190° C. por 20 minutos o hasta que estén crocantes. Servir inmediatamente.

VALORES NUTRICIONALES

Proteínas:132g. /18.9g. por porción

Carbohidratos: 246.2g./ 35.2g. por porción

Grasas: 31.5g. / 4.5g. por porción

Kilocalorías totales- 1796.4 Kcals. /256.9 Kcals.

5- HAMBURGUESAS DE SOJA VEGANAS

Ingredientes

- 4 panes de trigo integral
- 2 cucharadas de aceite de oliva extra virgen
- 75g. de migas de soja
- ¾ taza de agua
- 1 cucharada de chile rojo en polvo
- 1 cucharada de sal marina
- ½ taza de migas de pan
- 5 hongos (en rodajas)
- ½ taza de pimiento rojo (en cubos)
- ¼ de taza de hojas de coriandro frescas
- 3 pimientos jalapeños (en rodajas finas)
- 1 taza de arroz batido / 3cucharadas de arroz aplanado rojo
- 1 huevo entero grande
- 4 cucharadas de queso crema de soja
- 1 tomate grande
- 4 cucharadas de mostaza
- 100g. de hojas de espinaca frescas

Método de preparación

Colocar las migas de soja en un bol grande y agregar el ¼ de taza de agua, dejar remojar durante 5 minutos o hasta que toda el agua se haya absorbido. Una vez que se haya absorbido, mezclar y agregar las migas de pan- mezclar con un tenedor otra vez. Luego agregar los hongos, pimientos en cubos, hojas de coriandro, pimientos jalapeños, mezcla de arroz, sal y chile rojo en polvo. Combinar todos los ingredientes y mezclar bien, antes de agregar el huevo- mezclar otra vez (usar semillas de lino y agua para reemplazar el huevo si eres vegano). Con los ingredientes combinados, hacer 4 hamburguesas y colocarlas una al lado de la otra. Colocar una sartén a fuego medio, agregar una cucharada de aceite de oliva y esperar 2 minutos para calentar la sartén. Agregar una hamburguesa a la vez, presionar la preparación para asegurarse de que las hamburguesas tengan una superficie plana- dejar cocinar durante3-4 minutos o hasta que un lado se cocine, luego darlas vuelta y cocinar durante otros 3-4 minutos.

Una vez cocinadas, rebanar los panes a la mitad y colocarlos en la sartén hacia abajo para tostarlos levemente- 1-2 minutos. (Agregar otra cucharada de aceite de oliva después de la 2da hamburguesa) Untar con una cucharada de queso crema de soja en una de las partes del pan y 1 cucharada de mostaza en la otra mitad. Agregar la hamburguesa entre las dos mitades, además de hojas de espinaca fresca y 2 rebanadas de tomate. Celestial!

VALORES NUTRICIONALES

Proteína:99.7g./ 24.9g. por porción

Carbohidratos: 184.5g. / 46.1g. por porción

Grasas: 61.1g. /15.3g. por porción

Kilocalorías totales1686.7 Kcals / 345.2Kcals

6-BATIDO DE FRUTAS ABUNDANTE (2 PORCIONES)

Ingredientes

- 1 taza de ananá fresca
- ¼ de taza de arándanos
- 200ml. de jugo de granada
- 150ml. yogur de soja helado
- 2cucharadas de semillas de lino

Beneficios nutricionales

Este batido es un gran aperitivo para potenciar tus niveles de energía, sin aumentar el azúcar en sangre y está lleno de antioxidantes que protegen tu sistema inmune y proveen de reservas cundo las necesitas. Las semillas de lino brindan proteínas de calidad, además de fibra y ácidos grasos omega 3; el ananá, jugo de granada y arándanos son una fuente de energía, vitamina C, antioxidantes y fructosa , lo que te da una inyección de energía, sin afectar tus niveles de glucosa. El yogur de soja es una gran fuente de proteínas de liberación lenta y contiene mucho calcio.

Valores nutricionales

Proteínas – 16.8g. / 8.4g. por porción

Carbohidratos- 61.1g. / 30.5g. por porción

Grasas- 9.8g. / 4.9g. por porción

Kilocalorías totales: 399.8 Kcals. / 199.9 Kcals.

7- BATIDO DE LIMÓN Y LIMA CON UN TOQUE   AMARGO

Ingredientes

- ¼ de jugo de limón
- 1 cucharada de ralladura de limón
- ¼ de jugo de lima
- 1 cucharada de ralladura de lima
- 250ml. de yogur de soja sabor vainilla helado
- 250ml. de leche de coco
- 1 cucharada de almíbar de arce
- 2 cucharadas de semillas de lino

Beneficios nutricionales

Las ralladuras de limón y de lima tienen poderosas propiedades antioxidantes que protegen tu sistema inmune y agregan un toque dulce y ácido a cualquier postre. Los jugos de limón o de lima contienen mucha vitamina C , la cual es genial para la absorción de hierro, también potencian el sistema inmune al contener muchas propiedades antioxidantes. Las semillas de lino son consideradas como uno de los alimentos más poderosos ya que contienen nutrientes energizantes, incluyendo fibras, proteínas y ácidos grasos saludables. Te pueden ayudar a bajar tu presión arterial, reducir el colesterol y reducir la inflamación. La leche de coco es baja en grasa comparada con la leche vacuna, contiene mucho calcio que ayuda a mantener tus huesos fuertes. El yogur de soja contiene también mucho calcio y una cantidad considerable de proteínas digestivas con liberación lenta.

VALORES NUTRICIONALES
Proteínas- 15g.
Carbohidratos- 32.9g.
Grasas- 19g.
Kilocalorías totales 362.6 Kcals.

8- CURRY DE GARBANZOS Y LENTEJAS

(8PORCIONES)

Ingredientes

- 2 cucharadas de polvo de curry
- 1 cucharada de coriandro
- 1 cucharada de comino
- 1 cucharada de polvo de chile
- 3 cucharadas de aceite de oliva extra virgen
- 3 diente de ajo (en rodajas finas)
- 1 cebolla blanca mediana (en rodajas finas)
- ½ jugo de limón
- ½ jugo de lima
- 100ml. de leche de coco
- 1 lata de tomates orgánicos (400g.)
- 400g. de garbanzos (en agua)
- 200gr. de lentejas verdes (sin cocinar)
- 600gr. de arroz blanco (grano largo, sin cocinar)
- 1 cubo de caldo de pollo orgánico
- 500ml. de agua para el caldo
- ½ litro de agua para el arroz

Método de preparación

Lavar cuidadosamente los garbanzos y lentejas y dejar reposar preferentemente más de 24 horas. Calentar una sartén grande a fuego medio y agregar el aceite de oliva- dejar durante 2 minutos y agregar el ajo y la cebolla. Cocinar hasta que la cebolla esté transparente. Mientras tanto, disolver un cubo de caldo de pollo en 500ml. de agua hirviendo. Una vez que las cebollas estén transparentes, agregar las lentejas y freír durante 1-2 minutos antes de agregar el caldo de pollo y todos los condimentos. Agregar el caldo de a poco, sólo para cubrir las lentejas- mantener el fuego mediano-fuerte. Una vez que todo el caldo se haya absorbido, agregar los garbanzosy una lata de tomates y dejar hervir a fuego bajo durante 25-30 minutos revolviendo ocasionalmente. En los últimos 20 minutos, agregar el arroz y ½ litro de agua a otra cacerola y hervir a fuego medio-alto.

Valores nutricionales

Proteínas- 62.9g. / 7.9g. por porción

Carbohidratos- 334.5g. /41.8g. por porción

Grasas- 54.4g. / 6.9g. por porción

Kilocalorías totales- 2079.2 Kcal. / 259.9 Kcal. por porción

9-TORTILLA MEJICANA RELLENA DE FRIJOLES

(4 TORTILLAS)
Ingredientes

- 200g. de alubias rojas en lata (en agua)
- 200g. de alubias cocidas en lata reducidas en sal y azúcar
- 200g. de mezcla de frijoles (en agua)
- 4 tortillas mejicanas
- 2 puñados de hojas de ensalada
- 100g. de pimientos mezclados (en cubos)
- 1 cucharada de ajo en polvo
- 1 cucharada de páprika

Método de preparación

Comenzar lavando muy bien las alubias rojas y la mezcla de frijoles y después agregar en una sartén mediana junto con las alubias cocinadas en salsa de tomate y agregar los condimentos. Cocinar a fuego bajo hasta que hierva y cuando hierva seguir cocinando a fuego lento por 10-12 minutos. Una vez que la mezcla de frijoles esté hecha, colocar las tortillas en el microondas a potencia máxima por 40 segundos; rellenarlas con la mezcla de frijoles, agregar las hojas verdes y enrollar. Servir con pimientos crudos como guarnición. Nutritivo y delicioso!

Valores nutricionales

Proteínas- 39.9g. / 10g. por porción

Carbohidratos- 107.1 g. / 26.9 g. por porción

Grasas- 8.1 g./ 2g. por porción

Kilocalorías totales- 663.3 Kcals. / 165.8 Kcals.

10-RISOTTO DE POLLO QUORN Y LENTEJAS

(4 PORCIONES)

Ingredientes

- 1 cebolla blanca mediana
- 3 dientes de ajo (en rodajas finas)
- 3 rociadas de aceite pam de 1 caloría
- 200g. de lentejas verdes (sin cocinar)
- 100g. de pollo Quorn
- 300g. de arroz para risottoArborio
- 2 cucharadas de vinagre balsámico
- 100g. de tomates de viña
- 2 pizcas de sal marina y pimienta negra molida para el risotto
- 2 pizcas de sal marina y pimienta negra molida para los tomates
- 1 calabacín (en cubos)
- 50g. de queso vegano original o alternativo (rallado)
- 2 cubos de caldo de pollo orgánicos
- 1 l. de agua
- 1 ramita de romero fresco

Método de preparación

Para empezar, encender el horno a 180° y luego agregar en una asadera pequeña, los tomates espolvoreados con romero, sal y pimienta, rociar con vinagre balsámico por encima, y cocinar por 30-35 minutos. Después, colocar una sartén grande a fuego medio, rociada con aceite pam. Dejar calentar durante 2 minutos, antes de agregar el ajo y la cebolla y cocinar hasta que las cebollas estén transparentes. Luego agregar el pollo Quorn y cocinar hasta que dore. Mientras esperaS que se cocine el pollo, preparar el caldo de pollo, disolviendo 2 cubos de caldo de pollo en un litro de agua hirviendo. Una vez que el pollo esté listo, agregar las lentejas y el arroz de risotto y esperar 2 minutos antes de agregar el caldo- agregar un poco cada vez , sólo para cubrir la preparación. Subir el fuego al máximo y cocinar hasta que hierva, luego bajar el fuego otra vez y hervir a fuego lento hasta que todo el caldo se haya absorbido. Una vez que haya agregado la mitad el caldo (500ml.), agregar el calabacín en cubos y unirlos a la mezcla. Cuando toda el agua se haya absorbido, el último paso es apagar el fuego, y agregar el queso alternativo, sal y pimienta y dejar reposar 2 minutos. Revolver el queso derretido y después servir con los tomates encima. Simplemente irresistible.

Valores nutricionales

Proteínas- 45.4g. / 11.3g. por porción

Carbohidratos- 143.4g. / 35.8g. por porción

Grasas- 24.9g. / 6.2g. por porción

Kilocalorías totales979.3 Kcals. / 244.8Kcals por porción

11- MOUSSE DE CHOCOLATE (2 PORCIONES)

Ingredientes

- 1cucharada de polvo de chocolate y soja proteico
- ½ taza de agua
- ½ aguacate (maduro)
- ¼ de taza de almendras tostadas (molidas)
- ½ taza de hielo
- 2 cucharadas de polvo de cacao de chocolate negro y verde

Método de preparación

Disolver el polvo proteico en agua y agregar el chocolate en polvo, ¾ de las almendras tostadas, el aguacate y unir todo. Si lo vas a consumir enseguida, colocar en hielo durante 30 segundos. Si no verter la mezcla en pequeños bols y colocarlos en la heladera. Espolvorear la mousse con las almendras restantes, antes de comer y disfrutar!

Valores nutricionales

Proteínas- 36.3g. / 18.1g. por porción

Carbohidratos- 25.6g. / 12.8g. por porción

Grasas- 27.2g. / 13.6g. por porción

Kilocalorías totales- 492.4 Kcals / 246.2 Kcals. por porción

12- RODAJAS DE SALCHICHAS QUORN Y AJO

(2 PORCIONES)

Ingredientes

- 200g. de patatas blancas
- 2 salchichas Quorn sin carne
- 150g. de vegetales mixtos
- 2 cucharadas de aceite de oliva virgen
- 1 cucharada de ajo en polvo
- 1 ramita de romero
- 1 pizca de sal y pimienta negra
- salsa (50g.)

Método de preparación

Pre-calentar el horno a 220° . Cortar las patatas en rodajas gruesas, rociarlas con aceite de oliva y sazonar con la ramita de romero, ajo en polvo, sal y pimienta. Colocarlas en el microondas a potencia fuerte por 10 minutos, cuando estén hechas, colocarlas en el horno, cocinarlas por otros 20 minutos o hasta que estén doradas. En los últimos 15 minutos, cuando las patatas se estén dorando, agregar las salchichas Quorn al horno y cocinarlas hasta que estén doradas. En los últimos 10 minutos, agregar la mezcla de vegetales en una fuente pequeña y cocinarlas a fuego fuerte.

Valores nutricionales
Proteínas- 20.8g. / 10.4g. por porción
Carbohidratos- 52.4g. / 26.2g. por porción
Grasas- 17.3g. / 8.6g. por porción
Kilocalorías totales- 448.5 Kcals. / 224.2 K cals por porción

13- TOSTADOS DE JAMÓN QUORN, QUESO YCEBOLLA DE VERDEO ESTILO VEGANO (2PORCIONES)

Ingredientes

- 3 rebanadas de jamón Quorn sin carne
- 2 rebanadas de pan integral
- 30g. de queso vegano violife original (u otra marca de queso vegano)
- 3 cebollas de verdeo (finamente picadas)
- 2 cucharadas colmadas de ensalada mixta
- 250ml. de jugo de naranja orgánico
- 2 rociadas de aceite pam 1 caloría

Método de preparación

Simplemente colocar las cebollas de verdeo, el jamón Quorn y queso alternativo entre las rebanadas de pan. Rociar el aceite pam en cada una de las rebanadas y colocar en una tostadora de sándwiches o grill George Foreman, hasta que el pan se tueste en ambos lados. Servir con ensalada mixta como guarnición y un vaso de jugo de naranja fresco.

Valores nutricionales
Proteínas- 13.5g. / 6.8g. por porción
Carbohidratos- 63.5g. / 31.7g. por porción
Grasas- 11.7g. / 5.8g. por porción
Kilocalorías totales- 413.3 Kcals. / 206.6
Kcals por porción

14- CURRY DE POLLO QUORN (4 PORCIONES)

Ingredientes

- 300g. de arroz Palau (arroz que no se pasa 2 minutos)
- 200g. de pollo Quorn
- 150g. de guisantes congelados
- 1 cubo de caldo de pollo
- 500ml. de agua para el caldo
- 2 cebollas blancas medianas (picadas)
- 3 dientes de ajo (en rodajas finas)
- 1 cucharada colmada de harina
- 100ml. de leche de coco
- 2 cucharadas de yogur de soja
- jugo de ½ lima
- jugo de ½ limón
- 1 cucharada de coriandro
- 1 cucharada de chile de cayena
- 1 cucharada de mezcla de especias (garammasala)
- 1 cucharada de sal
- 3 rociadas de aceite pam de 1 caloría

Método de preparación

Rociar con aceite una sartén grande y dejara calentar por 2 minutos a fuego medio-bajo. Luego agregar las cebollas y ajo – cocinar hasta que las cebollas estén transparentes. Después, agregar el pollo Quorn y cocinar hasta que esté dorado. Mientras esperas, preparar el caldo disolviendo el cubo de caldo en 500ml. de agua hirviendo. Una vez que el pollo esté listo, agregar los guisantes congelados y comenzar a agregar el caldo, junto con los condimentos. Agregar el caldo de a poco, sólo cubriendo la mezcla. Una vez que se haya agregado lo último de caldo, agregar la harina, revolver y continuar cocinando por otros 2 minutos. Luego agregar la leche de coco, jugo de lima y limón y hervir a fuego bajo, hasta que la mezcla comience a espesarse. Una vez que la salsa de curry esté cocinada a su gusto, apagar el fuego y agregar el yogur de soja. Dejar reposar por 2 minutos y después revolver. El último paso es simplemente colocar el arroz Palau en el microondas y cocinar 2 minutos.

Valores nutricionales
Proteínas- 53.5g. / 13.4g. por porción
Carbohidratos- 155.7g. / 38.9g. por porción
Grasas- 23.4g. / 5.8g. por porción
Kilocalorías totales- 1047.4 Kcals / 261.8 Kcals. por porción

15-BARRAS DE PROTEÍNAS DE NARANJA Y CHOCOLATEDIY(HAZLAS TU MISMO)

Ingredientes

- Mezcla húmeda
- ¼ de taza de jugo de naranja exprimido fresco
- ¼ de taza de chocolate negro vegano(70% de cacao)
- ¼ de taza de leche de almendras
- ¼ de taza de mantequilla de maní orgánica
- ¼ de taza de salsa de manzana (sin azúcar)
- ¼ de taza de jarabe de arce
- Mezcla seca
- 1 cucharada de ralladura de naranja
- ¼ de taza de avena sin cocinar
- 1 cucharada de jengibre
- 3 cucharadas de semillas de chía
- ¼ de taza de almendras fileteadas
- ¼ de taza de mezcla de frutos rojos
- 3 cucharadas colmadas de polvo proteico de soja (sin sabor)

Método de preparación

Colocar la mezcla seca en un bol grande y unir los ingredientes. Colocar la mezcla húmeda en un molde separado y colocar en el microondas a potencia máxima por 30 segundos o hasta que la preparación esté espesa y cremosa. Luego, verter la mezcla húmeda sobre la mezcla seca y mezclar bien. Usar un molde o envase plástico de 8x8, colocar en la base papel manteca y rociar con aceite pam. Colocar la mezcla en el molde y nivelar hasta que la superficie esté plana. Después colocar en la heladera durante una hora, hasta que esté firme. Cortar en 8 rebanadas y disfrutar como postre o aperitivo.

Valores nutricionales

Proteínas – 17.9g.

Carbohidratos-33.8g.

Grasas- 19.3g.

Kilocalorías totales- 380.7 Kcals.

16-BATIDO DULCE DE PLÁTANO Y SOJA

(2 PORCIONES)

Ingredientes

- 1 plátano grande
- 250ml. de leche de soja sin azúcar
- pulpa de un maracuyá
- 100g. de yogur griego
- ½ cucharada de canela

Beneficios nutricionales

Los plátanos están llenos de potasio que ayudan al sistema circulatorio y alivian calambres musculares. Son altos en fibra y ayudan a regular el funcionamiento del intestino. La leche de soja es una alternativa saludable a la leche vacuna y contiene mucho calcio, fibras saludables, además de proteínas. La canela, además, tiene muchos beneficios incluyendo un alto contenido en antioxidantes, además de propiedades anti-edad. El yogur griego contiene una gran cantidad de calcio y proteínas de digestión lenta. El maracuyá es alto en hierro, vitamina C y ayuda a reducir el colesterol.

Valores nutricionales
Proteínas- 20.8g. / 10.4g. por porción
Carbohidratos- 60.3 g./ 30.1g. por porción
Grasas- 6.6g. /3.3g. por porción
Kilocalorías totales- 383.8 Kcals/ 191. Kcals

17- COPOS DE AVENA, DE MANZANAS YARÁNDANOS (2 PORCIONES)

Ingredientes

- ½ taza taza de avena cruda
- 190ml. de leche descremada
- 1 manzana (en cubos)
- ¼ de taza de arándanos (congelados)
- 1 cucharada de salsa de manzana sin azúcar

Método de preparación

En una cacerola mediana, agregar todos los ingredientes, menos la salsa de manzana y colocar a fuego medio-bajo por 3-4 minutos o hasta que la preparación espese a tu gusto- revolviendo frecuentemente. Una vez que la preparación ha espesado a tu gusto, simplemente agregar la salsa de manzana, revolver y dejar reposar por 1 minuto antes de servir.

Valores nutricionales
Proteínas- 12.6g. / 6.3g. por porción

Carbohidratos- 65.4g. / 32.7g. por porción

Grasas- 4.8g. / 7 2.4g por porción

Kilocalorías totales- 355.2 Kcals/ 177.6 Kcals

18- PLÁTANO CON PASIÓN

Ingredientes
- 1 plátano grande
- 100g. de yogur natural
- pulpa de ½ maracuyá
- 1 cucharada de miel

Método de preparación
Este es un postre exquisito que puede ser comido a cualquier hora del día; es relativamente bajo en grasas, también en proteínas y carbohidratos complejos. Es perfecto para darse un gusto antes de ir a dormir, ya que los plátanos, el yogur griego y la miel, realmente potencian la hormona del sueño, melatonina, para una perfecta noche de descanso. En un bol, simplemente agregar los plátanos en cubos y verter el yogur sobre éstos, junto con la pulpa de maracuyá y rociar la miel por encima.

Valores nutricionales
Proteínas- 10.4g. / 5.2g. por porción
Carbohidratos- 71.1g. / 35.5g. por porción

Grasas- 8g. / 4g. por porción
Kilocalorías totales- 398 Kcals. / 199 Kcals
por porción

19- TORTILLAS INTEGRALES VEGANAS

(2 PORCIONES)

Ingredientes

- 2 tortillas integrales
- 1 aguacate (maduro)
- 1 bola de remolacha (cortada en pequeños trozos)
- 2 cebollas de verdeo (finamente picadas)
- 2 dientes de ajo (aplastados)
- 1 cucharada de aceite de oliva
- ¼ de taza de hongos blancos (en cubos)
- ½ pimiento rojo (en cubos)
- 1 zanahoria mediana (rallada)
- 1 tomate pequeño (cortado en cubos pequeños)
- 1 puñado de lechuga
- ¼ de taza de pepinos (cortados en cubos pequeños)
- 1 cucharada de perejil fresco
- 1 cucharada de orégano fresco
- 1 cucharada de vinagre balsámico
- 1 cucharada de jugo de lima

- 1 pizca de sal marina
- 2 cucharadas de yogur natural

Método de preparación

Agregar aceite de oliva a una sartén grande y pre-calentar a fuego medio-bajo por 2 minutos antes de agregar los 2 dientes de ajo aplastados y las cebollas de verdeo. Cocinar 2-3 minutos y luego agregar los hongos en cubos, el pimiento, el tomate junto con el vinagre balsámico, jugo de lima, sal, orégano y perejil- cocinar por otros 6-7 minutos revolviendo frecuentemente. Después, agregar el yogur natural, unir toda la mezcla y dejar reposar por 1 minuto. Luego, colocar las tortillas en el microondas y cocinar a potencia máxima durante 30-40 minutos. Colocarlas en un plato y agregar la mezcla de la sartén, junto con los ingredientes restantes: aguacate, remolacha, zanahoria rallada, lechuga y pepino. Envolver y disfrutar!

Valores nutricionales
Proteínas- 13.3g. / 6.7g. por porción

Carbohidratos- 68.7g. / 34.3gr. por porción

Grasas- 19g. / 9.5g. por porción

Kilocalorías totales- 499 Kcals. / 249.5 Kcals.

20- TORTILLAS INTEGRALES DE POLLO CREMOSO

(2 PORCIONES)

Ingredientes

- 100g. de filetes de pollo (sin piel y en cubos)
- 4 rociadas de aceite pam de 1 caloría
- 2 tortillas integrales
- 1 tomate pequeño (cortado en pequeños cubos)
- ½ taza de pepinos (cortados en pequeños cubos)
- 1 puñado de hojas de espinaca bebé
- 3 cucharadas de ricota
- 1 cucharada de perejil
- 1 cucharada de menta fresca
- 1 cucharada de condimento de Cajun

Método de preparación

En una sartén grande, agregar el aceite y dejar pre-calentar en fuego medio-bajo por 2 minutos. Mientras tanto, condimentar el pollo, frotándolo con el condimento de Cajun, con tus manos- es más fácil si despresas el pollo primero. Cocinar el pollo por 10-12 minutos o hasta que esté cocinado. Luego, agregar el tomate, pepino, junto con el perejil y la menta fresca- cocinar durante 3-4 minutos. Después apagar el fuego, agregar la ricota, revolver y dejar reposar por 2 minutos. Mientras estás esperando, colocar las tortillas en el microondas y cocinar durante 30-40 minutos. Agregar la mezcla a las tortillas, enrollar y queda atrapado!

Valores nutricionales
Proteínas- 38.8g. /19.4g. por porción
Carbohidratos- 50g. /25g. por porción
Grasas- 12g. /6g. por porción
Kilocalorías totales- 463.2 Kcals / 231.6 Kcals.

21-YOGUR CONGELADO TROPICAL (2 PORCIONES)

Ingredientes

- 1 cucharada de avellanas molidas
- 1 kiwi (sin cáscara y en rodajas finas)
- pulpa de 1/2 maracuyá
- 200g. de yogur griego

Método de preparación

Otra receta deliciosa llena de nutrientes, alta en grasas saludables omega-3, derivadas de nueces, alta en proteínas y baja en carbohidratos. Simplemente agregar el kiwi en rodajas y avellanas molidas, a un molde para postre y agregar el yogur por encima, luego agregar la pulpa de maracuyá. Hermosa.

Valores nutricionales

Proteínas- 23.8g. / 11.9g. por porción
Carbohidratos- 36.7g. / 18.3g. por porción
Grasas- 28.1g. / 14.1g. por porción
Kilocalorías totales- 494.9 Kcals. / 274.4Kcals.

22- CAMA DE SALMÓN CON JUGO DE NARANJA,MANGO Y MORAS(2 PORCIONES)

Ingredientes

- 1 rebanada de salmón ahumado
- 1 rebanada de pan integral (tostado)
- 1 puñado de hojas de espinaca bebé
- 1 pizca de sal marina y pimienta negra molida

Aderezo

- 1 cucharada de queso crema descremado
- 1 cucharada de jugo de limón
- 1 cucharada de mostaza
- 1 cucharada de perejil fresco

Jugo

- 250ml. 100% de jugo de naranja
- ½ mango mediano (sin cáscara y en cubos)
- ½ taza de moras
- 3 cubos de hielo

Método de preparación

En un bol pequeño, agregar el queso crema descremado, jugo de limón, mostaza y perejil y unir en una pasta espesa- reservar. Luego, en una licuadora agregar el jugo de naranja, moras y mango. junto con los cubos de hielo y licuar durante 1-2 minutos o hasta que la mezcla esté suave- volcar en un vaso y reservar. Finalmente, sazonar el salmón con sal y pimienta y colocar sobre el pan tostado junto con las hojas de espinaca bebé. Rociar el aderezo por encima y servir con el jugo. Delicioso.

Valores nutricionales
Proteínas- 14.9g. / 7.5g. por porción
Carbohidratos- 67.5g. / 33.7g. por porción
Grasas- 10.7g. / 5.3g. por porción
Kilocalorías totales- 425.9 Kcals. / 226.4 Kcals

23- MEZCLA DE CEREALES Y FRUTA (3 PORCIONES)

Ingredientes

- ¼ taza de cereales
- ¼ taza de cereal K
- ¼ taza de moras
- ¼ taza de frutillas
- pulpa de ½ maracuyá
- 200g. de yogur griego
- 1 cucharada de miel

Método de preparación

Ésta es una de mis recetas favoritas para el desayuno, al estar llena de proteínas y carbohidratos energizantes, en la forma de fibras, para ayudarte a estimular tu día con muy poca grasa.

En un vaso para postre, agregar los cereales en el fondo, luego ½ yogur, después el cereal K, luego otra capa de yogur. Coronar con las moras y frutillas y rociar con la pulpa de maracuyá y miel. Aviso! Esto te hará agua la boca!

Valores nutricionales
Proteínas- 33.1g. /11g. por porción
Carbohidratos- 82g. / 27.3g. por porción

Grasas- 5.6g. / 1.9g. por porción
Kilocalorías totales- 500Kcals. / 166.7 Kcals
por porción

24- BARRAS ENERGÉTICAS DE FRUTAS

(4 PORCIONES)

Ingredientes

- 1 puñado de avellanas molidas
- ¼ de taza de dátiles
- ¼ de taza de bayas secas
- 3 cucharadas de semillas de lino
- ¼ taza de salsa de manzana sin azúcar

Método de preparación

Estas barras energéticas son fáciles de hacer y llenas de nutrientes, saben genial y pueden ser llevadas contigo donde vayas. Consisten principalmente de fibra y carbohidratos complejos al ser el principal macronutriente que provee energía.

Comenzar agregando las avellanas y semillas de lino en una licuadora y licuar por 2-3 minutos o hasta que la mezcla esté razonablemente suave. Luego, agregar el resto de los ingredientes y licuar por otro minuto. Vaciar la mezcla y agregar en un molde plástico mediano- asegurarse de colocar papel manteca dentro del molde primero y rociar con aceite pam para que la mezcla no se pegue. Nivelar la mezcla para que quede plana y colocar el molde en la heladera durante 1 hora. Luego, cortar la barra en 4 porciones y colocar otra vez en la heladera. Comerlas cuando estés hambrienta o cuando necesites una inyección de energía.

Valores nutricionales
Proteínas- 14.3g. / 3.6g. por porción
Carbohidratos- 137g. / 34.3g. por porción
Grasas- 42.4g. / 10.6g. por porción
Kilocalorías totales- 986.8 Kcals. / 246.7 Kcals. por porción

25- SALMÓN, ESPÁRRAGOS Y BATATAS FRITAS

Ingredientes

- 100g. de filete de salmón
- 150g. de batatas (tamaño mediano)
- 50g. de salsa
- 1 cucharada de aceite de colza
- 4 rociadas de aceite pam de 1 caloría
- 1 cucharada de sal marina y pimienta negra molida
- 4 espárragos
- 1 cucharada de ajo en polvo
- 1 cucharada de romero

Método de preparación

Pre-calentar el horno a 200 grados. Dejar las batatas con cáscara y cortar en rebanadas de 1.5 pulgadas. Colocar en un recipiente, rociar con el aceite de colza y agregar el ajo y romero- sazonar con las manos. Colocarlas en el microondasdurante 10 minutos a potencia máxima, después llevarlas por otros 20-25 minutos para dorar. Después que coloques las batatas en el horno, tomar una sartén y rociarla con aceite pam y dejar pre-calentar por 2 minutos a fuego medio-bajo. Sazonar el salmón con sal y pimienta y agregar en el centro de la sartén- cocinar 15-20 minutos, removiendo ocasionalmente. En los últimos 10 minutos, agregar los espárragos en la sartén. Agregar todo en un plato junto con la salsa.

Valores nutricionales
Proteínas- 29.2g.
Carbohidratos- 36.5g.
Grasas- 22.8g.
Kilocalorías totales- 468 Kcals

26- RISOTTO DE VERDURAS (3 PORCIONES)

Ingredientes

- ¼ de taza de arroz para risotto
- 1 cebolla blanca mediana (cortada en cubos)
- 1 taza de guisantes de jardín
- ¼ taza de zucchini en cubos
- ¼ taza de zanahorias (cortada en pequeños trozos)
- 30g. de queso bajo en grasas (rallado)
- 1 cubo de caldo de verduras
- 600ml. de agua
- 1 pizca de sal marina y pimienta negra molida
- 2 dientes de ajo (picados)
- 1 cucharada de aceite de oliva
- 1 cucharada de manteca baja en grasas
- 1 tomate de viña grande (cortado en cuartos)
- 1 ramita de romero
- 1 cucharada de vinagre balsámico

Método de preparación

Comenzar pre-calentando un wok o sartén sobre fuego medio-bajo por 2 minutos junto con el aceite de oliva. Luego, agregar el ajo machacado junto con la cebolla en cubos ycocinar hasta que la cebolla esté transparente. Mientras tanto, calentar el horno a 180 grados y en una fuente con papel aluminio, agregar los tomates en cuartos, sazonados con sal y pimienta. Después, rociar con el vinagre balsámico con una ramita de romero- dejar asar por 30 minutos. Cuando las cebollas estén listas, agregar los guisantes congelados, el arroz de risotto, zucchini y zanahorias y cocinar por 1-2 minutos, mientras preparas el caldo. Disolver 1 cubo de caldo de verduras en 600ml. de agua hirviendo y agregar a la sartén de a poco, sólo cubriendo la mezcla. Subir el fuego y dejar hervir, luego bajar otra vez el fuego y hervir a fuego lento durante 25-30 minutos- revolviendo ocasionalmente. Una vez que el risotto haya espesado a tu gusto, apagar el fuego y agregar la manteca y queso rallado- revolver y dejar reposar 2 minutos. Revolver otra vez y agregar la mezcla de tomates del horno, por encima. Comer inmediatamente.

Valores nutricionales
Proteínas- 25.8g. / 8.6g. por porción
Carbohidratos- 103.3g. / 34.4g. por porción
Grasas- 31.3g. / 10.4g. por porción
Kilocalorías totales- 798.1 Kcals/ 26.6 Kcals por porción

27- FRIJOLES MIXTOS SALTEADOS(3 PORCIONES)

Ingredientes

- 1 lata de frijoles mixtos (300g. en agua)
- ¼ de taza demaíz dulce
- ½ pimiento rojo (cortado en cubos pequeños)
- ½ cebolla blanca (finamente picada)
- ¼ taza de brócoli (en cubos)
- ¼ taza de zanahorias (ralladas)
- 1 puñado de hojas de espinaca bebé
- ½ tomate mediano (cortado en cubos pequeños)
- 4 rociadas de aceite pam de 1 caloría

Aderezo

- 1 cucharada de salsa de soja
- 1 cucharada de jugo de limón
- 1 cucharada de vinagre balsámico
- 1 cucharada de aceite de colza
- 2 dientes de ajo
- 50g. de salsa

Método de preparación

Lo primero que debes hacer es dejar

remojar los frijoles por al menos una hora y después secar bien. Pre-calentar un wok o sartén junto con el aceite pam por 2 minutos sobre fuego medio-bajo. Después, agregar todos los ingredientes, excepto el aderezo y cocinar durante 10-12 minutos, revolviendo frecuentemente. Mientras tanto, en un bol pequeño, agregar la salsa de soja, jugo de limón, vinagre balsámico, aceite de colza, salsa y diente de ajo picado y revolver bien. Cuando la mezcla de frijoles esté lista, agregar el aderezo y revolver, cocinar 2 minutos más. Luego, apagar el fuego y dejar reposar por 1 minuto. Revolver otra vez y servir inmediatamente.

Valores nutricionales

Proteínas- 36.5g. / 12.2g.

Carbohidratos- 77.8g. / 25.9g. por porción

Grasas-18.8g. / 6.3g. por porción

Kilocalorías totales- 626.4 Kcals. / 208.8 Kcals. por porción

28- TORTILLAS DE POLLO DULCE TIKKA

Ingredientes

- 2 tortillas blancas
- 100g. de filete de pollo (sin piel/ en cubos)
- 1 puñado de hojas de espinaca bebé
- 1 tomate mediano (cortado en cubos pequeños)
- ¼ de pepino (cortado en cubos)
- 4 rociadas de aceite pam 1 caloría
- 1 cucharada de aderezo tikkamasala
- jugo de ¼ de limón
- 2 cucharadas de yogur natural
- ½ cebolla chica morada (en cubos)
- 1 cucharada de menta fresca

Método de preparación

Comenzar pre-calentando una sartén con aceite pam a fuego medio-bajo durante 2 minutos. Mientras tanto, en un bol pequeño, sazonar el pollo con las manos, para frotar el tikkamasala en todo el pollo y luego agregarlo a la sartén- cocinar por 10-12 minutos o hasta que esté cocido. Luego, agregar el tomate, jugo de limón, menta fresca y cebolla morada y cocinar por otros 6-7 minutos- revolviendo frecuentemente. El último paso es apagar el fuego y agregar las espinacas bebé, pepino y yogur natural, revolver bien la mezcla y dejar reposar 1 minuto. Colocar las tortillas en el microondas a potencia máxima 30-40 segundos, colocarlas en una fuente para servir, agregar la mezcla de pollo tikka, envolver y disfrutar!

Valores nutricionales

Proteínas- 37.3g.

Carbohidratos- 29.4g.

Grasas- 4.3g.

Kilocalorías totales- 305.5 Kcals.

29- ENSALADA DE ATÚN DULCE

Ingredientes

- 1 lata de atún pequeña (60g. en agua)
- 1 tomate cherry grande (cortado en trozos)
- 1 pizca de sal marina y pimienta negra molida
- 1 ramita de romero
- 1 cucharada de vinagre balsámico
- 1 cucharada de aceite de oliva
- 1 cucharada de jugo de lima
- 1 cucharada de jugo de limón
- 1 puñado de hojas de espinaca bebé
- 1 cucharada de orégano
- 1 cucharada de albahaca
- ¼ de taza de pepino en cubos
- 2 cebollas de verdeo (finamente picada)
- 2 tallos de apio medianos (en cubos)
- ½ pimiento verde (en cubos)

Método de preparación
Pre-calentar el horno a 180 grados. En una

fuente de horno, colocar papel aluminio, agregar el tomate, sazonado con sal y pimienta. Rociar con aceite de oliva y vinagre balsámico, agregar una ramita de romero y llevar al horno durante 30 minutos. Una vez que esté listo, calentar una sartén sobre fuego suave y agregarlo junto con todos los otros ingredientes. Mezclar bien y freír ligeramente por 6-7 minutos- revolviendo frecuentemente.

Valores nutricionales
Proteínas- 20g.
Carbohidratos- 15.8g.
Grasas- 15.1g.
Kilocalorías totales- 279.1 Kcals.

30- FILETE DE RÓBALO CON BATATAS FRITAS

Ingredientes

- 100g. de filete de róbalo
- 100g. de vegetales mixtos (congelados)
- 150g. de batatas (tamaño mediano/ sin cáscara, cortadas para freír)
- 1 cucharada de aceite de colza
- ½ cucharada de perejil
- 1 cucharada de ajo en polvo
- 1 cucharada de romero
- 1 cucharada de sal marina y pimienta negra molida
- ½ limón (cortado en rodajas)

Método de preparación

Pre-calentar el horno a 220 grados. Comenzar a sazonar las batatas con sal y pimienta, ajo y romero y rociar con el aceite de colza- frotar con tus manos. Pre-cocinar las batatas en el microondas a potencia máxima por 10 minutos. Mientras esperas, es tiempo de preparar tu róbalo. Colocar una gran hoja de papel de aluminio en una superficie, colocar el filete en el medio y sazonar con perejil; colocar las rodajas de limón a lo largo, envolver el pescado como en un paquete, para que todo el aroma y el sabor se queden dentro y dejar reposar. Una vez que las batatas estén pre-cocinadas, agregarlas junto con el róbalo al horno por 20-25 minutos- removiendo ocasionalmente las batatas. En los últimos 10 minutos, agregar los vegetales congelados a una olla con agua fría y cocinar a fuego medio hasta que hiervan.

Valores nutricionales
Proteínas- 22.5g.
Carbohidratos- 34.6g.
Grasas- 15.1g.
Kilocalorías totales- 364.3 Kcals.

31- HAMBURGUESA DE PAVO

Ingredientes

- 100g. de filete de pavo
- ½ tomate rojo (en rodajas)
- 1 pan integral de hamburguesa
- 1 cucharada de aceite de colza
- 2 dientes de ajo (picados)
- ½ cebolla blanca (en rodajas finas)
- 1 puñado de lechuga

Aderezo

- 1 cucharada de mayonesa baja en grasas
- 1 cucharada de jugo de lima
- 1 cucharada de cilantro
- ½ cucharada de condimento jerk

Método de preparación

Pre-calentar una sartén con el aceite de colza a fuego bajo a medio por 2 minutos, antes de agregar la cebolla y ajo picado-cocinar hasta que las cebollas estén transparentes. Después, agregar el filete de pavo y cocinar durante 8-10 minutos, dándolo vuelta ocasionalmente. Mientras tanto, es tiempo de preparar el aderezo. En un bol pequeño, agregar la mayonesa, jugo de lima, cilantro y aderezo jerk; usar un tenedor para mezclar bien. Una vez que el pavo esté bien cocinado, servir los ingredientes en un plato, cortar el pan de hamburguesa a la mitad y colocarlos boca abajo en la sartén por 3-4 minutos para tostar ligeramente. Apagar el fuego, agregar el pavo al pan junto con las cebollas, rodajas de tomate, el aderezo pre-hecho, la lechuga y disfrutar!

Valores nutricionales
Proteínas- 39.6g.
Carbohidratos- 42g.
Grasas- 20.1 g.
Kilocalorías totales- 500 Kcals.

32- FRIJOLES MIXTOS EN TOSTADAS

Ingredientes
- 1 rebanada de pan integral
- 100g. de frijoles tostados reducidos en sal y azúcar
- 100g. de frijoles mixtos (en agua)
- 1 cucharada de condimento jerk

Método de preparación

Esta es una receta simple que sabe genial y da una gran inyección de energía.

Recordar antes de consumir cualquiera de los frijoles, deben ser remojados por al menos una hora y bien lavados para evitar cualquier problema estomacal e hinchazón. Lavar bien los frijoles mixtos y agregarlos en una olla junto con los frijoles tostados y el aderezo jerk. Colocar la olla a fuego bajo y hervir a fuego lento por 6-7 minutos- revolviendo frecuentemente. Luego, simplemente tostar el pan y colocar los frijoles encima. Delicioso y nutritivo!

Valores nutricionales

Proteínas- 16.7g.

Carbohidratos-36g.

Grasas- 2.7g.

Kilocalorías totales- 235.1 Kcals.

33- DESAYUNO ABUNDANTE

Ingredientes
- 1 rebanada de pan integral
- ½ aguacate (mediano, maduro)
- 1 tomate pequeño (en cuartos)
- 1 cucharada de vinagre balsámico
- 1 pizca de sal marina
- ½ cucharada de orégano
- 2 huevos grandes (hervidos)
- 1 manzana Granny Smith

Método de preparación

La siguiente receta es una forma increíble de comenzar el día, llena de nutrientes, alta en proteínas, grasas saludables y carbohidratos complejos para aumentar tus niveles de energía.

Comenzar agregando 2 huevos a una olla cubriéndolos con agua hirviendo. Hervirlos a fuego medio-alto durante 7 minutos; luego agregarlos a un recipiente con agua fría para bajar la temperatura.. Sacarlos del agua y quebrar las cáscaras de huevos varias veces y dejarlos reposar por 2-3 minutos- esto hará que sean más fáciles de pelar. Una vez que hayas pelado los huevos, cortarlos a ambos en mitades y agregarlos a un gran plato para servir. Tostar el pan y untar con el aguacate. Luego, cortar en cuartos el tomate, sazonar con sal, orégano y rociar con vinagre balsámico. Agregar una manzana Granny Smith y disfrutar!

Valores nutricionales
Proteínas-22.2g.
Carbohidratos- 38.3g.
Grasas- 24.1g.
Kilocalorías totales- 458.9 Kcals.

34- PAVO, ARROZ Y VEGETALES (2 PORCIONES)

Ingredientes

- 100g. de filete de pavo (cortado en cubos)
- 4 rociadas de aceite pam de 1 caloría
- 150g. de arroz integral (1/2 taza sin cocinar)
- 300ml. de agua
- ¼ taza de brócoli (en cubos)
- ¼ taza de zucchini (en cubos)
- 1 tomate pequeño (cortado en cuartos)
- 50g. de salsa orgánica
- 1 cucharada de condimento jerk

Método de preparación

Otra receta simple, pero deliciosa y nutritiva, que es alta en proteínas, carbohidratos complejos y relativamente libre de grasas.

Agregar el arroz y 300ml. de agua hirviendo en una olla mediana y hervir a fuego medio por 12-13 minutos o hasta que el agua se haya absorbido-

removiendo frecuentemente. Mientras tanto, pre-calentar una sartén junto con el aceite pam a fuego medio-bajo por 2 minutos. Sazonar los trozos de pavo con el condimento jerk y luego agregarlos a la sartén- cocinar durante 8-10 minutos o hasta que estén bien cocinados. Luego, agregar el brócoli y zucchini y cocinar por otros 3-4 minutos. Agregar todos los ingredientes a un gran plato para servir junto con la salsa para dar sabor.

Valores nutricionales
Proteínas-40.9g. /20.4g. por porción
Carbohidratos- 56.4g. / 28.2g. por porción
Grasas2.1g. / 1g. por porción
Kilocalorías totales- 408.1 Kcals / 204 Kcals por porción

35- SANDWICH DE MANTEQUILLA DE MANÍ Y CHOCOLATE CON PLÁTANOS (2 PORCIONES)

Ingredientes

- 2 rebanadas de pan integral
- 1 cucharada de mantequilla de maní orgánica
- 1 cucharada de chocolate Nutella (o alternativo)
- 1 plátano grande (en rodajas)

Método de preparación

La siguiente receta está llena de sabor, genial como bocadillo o postre para curar tus antojos, es alta en proteínas, carbohidratos complejos y grasas saludables.

Simplemente untar una rebanada de pan integral con mantequilla de maní y una cucharada de Nutella o alternativo en la otra rebanada y agregar los plátanos en rodajas entre ellas. Luego, llevar a una parrilla George Foreman o tostadora de sándwiches y tostar hasta que la cubierta del pan se tueste. Hermoso.

Valores nutricionales

Proteínas- 13.4g. / 6.7g. por porción

Carbohidratos- 63.3g. / 31.6g. por porción

Grasas- 18g. / 9g. por porción

Kilocalorías totales- 464.8 Kcals/ 232.4Kcals.

36- ROSQUILLA CON SORPRESA

Ingredientes
- ½ rosquilla integral
- 1 cucharada de queso untable bajo en grasa
- 100g. de yogur griego, sin grasa
- ¼ taza de arándanos
- 1 cucharada de miel

Método de preparación

Simplemente cortar la rosquilla en mitades y tostar hasta que esté dorada y untar con una cucharada de queso bajo en grasa. En un plato aparte, agregar los arándanos cubiertos con el yogur griego y rociarlos con miel. Delicioso y nutritivo!

Valores nutricionales
Proteínas – 13.3g.
Carbohidratos – 35g.
Grasas – 6.1g.
Kilocalorías totales – 248.1 Kcals.

37- ENSALADA DE GARBANZOS (2 PORCIONES)

Ingredientes

- 200g. de garbanzos (enlatados en agua)
- 6 rociadas de aceite pam de 1 caloría
- 1 pizca de sal marina y pimienta negra molida
- ½ aguacate (maduro)
- pimiento rojo (en cubos)
- 2 puñados de espinaca bebé
- 3 dientes de ajo (sin pelar)
- ¼ taza de pepinos (cortados en pequeños trozos)
- ¼ taza de guisantes de azúcar (cortados en pequeños trozos)

Aderezo
- 1 cucharada de vinagre balsámico
- 1 cucharada de jugo de limón
- 1 cucharada de sal marina y pimienta negra molida

Método de preparación

Otra vez, lo primero que debes hacer para evitar dolores estomacales o inflamaciones, es dejar remojar los garbanzos durante una hora y después lavarlos bien.

Pre-calentar el horno a 180 grados, tomar una gran hoja de aluminio y agregar los dientes de ajo, espolvorear con una pizca de sal y pimienta, además de 3 rociadas con aceite pam y cerrar bien en forma de paquete. Colocar en el centro del horno por 40 minutos o hasta que estén tiernos. En los últimos 10 minutos del proceso de cocción, pre-calentar un wok o sartén grande, agregando 3 rociadas de aceite pam sobre fuego suave por 2 minutos, antes de agregar los garbanzos, pimiento rojo y guisantes de azúcar- cocinar durante 7-8 minutos, revolviendo frecuentemente. Luego, apagar el fuego, pisar los garbanzos un poco con una cuchara y agregar el ajo del horno a la mezcla- pisar y revolver otra vez. Finalmente, agregar el aguacate, las espinacas bebé, pepinos, vinagre balsámico, jugo de limón y una cucharada de sal marina y pimienta negra molida- revolver bien y servir inmediatamente.

Valores nutricionales
Proteínas- 15.8g. / 7.9g. por porción
Carbohidratos- 65.7g. / 32.8g. por porción
Grasas-10g. / 5g. por porción
Kilocalorías totales- 416 Kcals/ 208 Kcals.

por porción

38- PESCADO Y PATATAS FRITAS ELEGANTES

(2 PORCIONES)
Ingredientes

- 200g. de patata blanca (tamaño mediano)
- 100g. de filete de salmón (sazonado con una pizca de sal marina y pimienta negra molida)
- 1 cucharada de romero
- 1 pizca de sal marina y pimienta negra molida
- 6 rociadas de aceite pam de 1 caloría
- ½ taza de guisantes de jardín (congelados)

Método de preparación

Pre-calentar el horno a 220 grados. Pelar las patatas, cortándolas para freír, sazonar con una pizca de sal marina y pimienta negra molida, 1 cucharada de romero con 3 rociadas de aceite pam de 1 caloría- sazonar bien con las manos. Colocarlas en el microondas por 10 minutos a potencia máxima y luego colocarlas en el horno durante otros 20 minutos. Tan pronto como coloques las patatas en el horno, pre-calentar una sartén mediana sobre fuego medio-bajo por 2 minutos, antes de agregar el salmón- cocinar durante 18 minutos o hasta que esté bien cocinado. En los últimos 10 minutos del proceso de cocción, agregar los guisantes congelados en una olla con agua fría cubriéndolos. Cocinar sobre fuego medio hasta que hiervan.

Valores nutricionales

Proteínas – 38.2g. / 19.1g. por porción

Carbohidratos- 59.2g. / 29.6g. por porción

Grasas- 9.9g. / 4.9g. por porción

Kilocalorías totales- 500Kcals. / 250 Kcals. por porción

39- CAMA DE AGUACATE Y LECHE CHOCOLATADA

(2 PORCIONES)

Ingredientes

- 1 aguacate mediano (maduro)
- 1 baguette de granero de 6 pulgadas, cortada a la mitad
- 2 pizcas de sal marina y pimienta negra molida
- 1 tomate mediano (en rodajas)
- 400ml. de leche de soja de chocolate

Método de preparación

Esta receta es simple, genial como bocadillo, alta en proteínas, carbohidratos complejos y grasas saludables. Es genial como una inyección de energía y para curar los antojos.

Simplemente, cortar la baguette a la mitad, untar con el aguacate en ambas tajadas, colocar encima las rodajas de tomate y sazonar con 2 pizcas de sal marina y pimienta negra molida. Servir con la leche de soja de chocolate y disfrutar!

Valores nutricionales

Proteínas- 23.4g. / 11.7g. por porción

Carbohidratos-62.8g. / 31.4g. por porción

Grasas- 21.3g. / 10.6g. por porción

Kilocalorías totales- 500Kcals. / 250 Kcals. por porción

40- POLLO AL CURRY DULCE (2 PORCIONES)

Ingredientes

- 150g. de arroz Palau de 2 minutos (1/2 taza / tío bens)
- 100g. de filete de pollo (sin piel / en cubos)
- 1 cucharada de yogur bajo en grasas
- 1 cubo de caldo de pollo
- 450ml. de agua (para el caldo)
- 1 pizca de sal marina y pimienta negra molida
- ½ lata de tomates
- 4 rociadas de aceite pam de 1 caloría
- 1 cucharada de cilantro
- ½ cebolla blanca (en rodajas)
- 2 dientes de ajo (picados)
- ¼ de jugo de limón
- ¼ de jugo de lima
- 1 cucharada de mezcla de especias (garammasala)

Método de preparación

Pre-calentar una olla junto con el aceite pam sobre fuego medio por 2 minutos antes de agregar la cebolla y el ajo- cocinar hasta que las cebollas estén transparentes. Luego, agregar el pollo en cubos y cocinar durante 10-12 minutos o hasta que esté dorado. Mientras tanto, preparar el caldo agregando el cubo de caldo a 450ml. de agua hirviendo, cilantro y mezcla de especias y mezclar bien. Bajar el fuego a medio-bajo y agregar la lata de tomates a la sartén junto con el jugo de lima, de limón, sal marina y pimienta molida- cocinar durante 3-4 minutos, antes de agregar el caldo (agregar el caldo de a poco, sólo cubriendo al preparación). Dejar hervir y después bajar el fuego y cocinar hasta que la mezcla de curry se espese a tu gusto. Una vez que la salsa esté lista, agregar el yogur y mezclar bien- dejar reposar 1 minuto y mezclar otra vez. El último paso es cocinar el arroz Palau, de acuerdo al paquete y servir como guarnición del pollo al curry. Bienvenido!

Valores nutricionales

Proteínas- 41.6g. / 20.8g. por porción

Carbohidratos- 63.6g. / 31.8g. por porción

Grasas- 9.2g. / 4.6g. por porción

Kilocalorías totales 500Kcals. / 250Kcals. por porción

41-ENSALADA DE POLLO CON PERSONALIDAD

(2 PORCIONES)

Ingredientes

- 100g. de filete de pollo (sin piel / en cubos)
- 1 cucharada de condimento jerk
- 1 cucharada de croutons
- 1 tomate mediano (en rodajas)
- ½ taza de pepinos (en cubos)
- ½ cebolla roja (en rodajas finas)
- 1 puñado de hojas de espinaca bebé
- ½ pimiento rojo (en cubos)
- ¼ taza de zanahoria (rallada)

Aderezo

- 1 cucharada de yogur natural
- 1 cucharada de vinagre balsámico
- 1 cucharada de aceite de colza
- 1 cucharada de jugo de lima
- 1 cucharada de jugo de limón
- ½ cucharada de ajo en polvo

Método de preparación

Sazonar el pollo en cubos con el condimento jerk y el ajo en polvo y dejar reposar. Pre-calentar una sartén grande con el aceite de colza por 2 minutos sobre fuego medio, luego agregar el pollo y cocinar durante 10-12 minutos o hasta que esté bien cocido. El próximo paso es agregar las rodajas de tomate., pepinos, cebolla roja, pimiento rojo y cocinar otros 4-5 minutos. Luego, apagar el fuego y agregar los croutons, espinacas bebé, zanahoria rallada, yogur natural y vinagre balsámico- mezclar bien y comer inmediatamente!

Valores nutricionales

Proteínas- 38.7g. / 19.3g. por porción

Carbohidratos- 42.1g. / 21.1g. por porción

Grasas- 18.8g. / 9.4g. por porción

Kilocalorías totales- 492.4 Kcals. / 246.2 Kcals por porción

42- MUFFIN INGLÉS CON PLÁTANOS Y MANTEQUILLA

DE MANÍ (2 PORCIONES)

Ingredientes

- 1 muffin inglés integral
- 1 cucharada colmada de mantequilla de maní orgánica
- 1 plátano grande
- ½ taza de arándanos

Método de preparación

Una vez más, otra receta fácil y rápida llena de proteínas, carbohidratos complejos, además de grasas saludables.

Simplemente cortar el muffin a la mitad y tostar hasta que esté dorado y después untar con la mantequilla de maní en ambos lados y colocar encima los plátanos en rodajas. Servir en un plato junto con los arándanos y disfrutar!

Valores nutricionales

Proteínas- 17g. / 8.5g. por porción

Carbohidratos- 79.2g. / 39.6g. por porción

Grasas- 13.4g. / 6.7g. por porción

Kilocalorías totales- 500Kcals. / 250Kcals por

porción

43- PASTA CON POLLO Y VERDURAS (2 PORCIONES)

Ingredientes

- 100g. de filete de pollo (sin piel/cortado en trozos pequeños)
- 3 rociadas de aceite pam de 1 caloría
- 150g. de pasta integral (cualquier tipo)
- 300ml.de agua
- 100g. de brócoli (en cubos)
- ¼ taza de zucchini (en cubos)
- ½ lata de tomates
- pizca de sal marina y pimienta negra molida
- 1 cucharada de orégano
- 2 dientes de ajo (picados)
- ½ cebolla blanca (en finas rodajas)
- ¼ jugo de lima

Método de preparación

Pre-calentar una sartén sobre fuego medio por 2 minutos, antes de agregar el aceite pam junto con los trozos de pollo, ajo picado y cebolla en rodajas finas-cocinar por 10-12 minutos o hasta que esté cocido. Después, agregar la pasta a una olla con 300ml. de agua fría, cocinar a fuego medio hasta que hierva, por 10 minutos o hasta que el agua se haya absorbido. Cuando hayas cocinado la pasta, es tiempo de preparar la salsa. En la sartén con el pollo, agregar la lata de tomates, sal, pimienta,orégano y jugo de limón, junto con el zucchini y brócoli y cocinar hasta que la salsa espese-revolviendo frecuentemente. Una vez que la pasta haya absorbido toda el agua, simplemente agregar la salsa y mezclar bien. Dejar reposar 1 minuto, mezclar otra vez y comer inmediatamente!

Valores nutricionales

Proteínas- 45.6g.   / 22.8g. por porción

Carbohidratos- 61.6g. / 30.8g. por porción

Grasas – 2g. / 1g. por porción

Kilocalorías totales- 446.8 Kcals/ 223.4 Kcals por porción

44- PANQUEQUES DE PLÁTANOS Y ARÁNDANOS

(2 PORCIONES)

Ingredientes

- 2 huevos grandes
- 3 rociadas de aceite pam de 1 caloría
- 1 plátano grande
- ¼ de taza de arándanos
- 2 cucharadas de yogur natural bajo en grasa
- 1 cucharada de miel

Método de preparación

Esta receta es fácil y rápida y puede ser disfrutada como postre o bocadillo en cualquier momento del día, como parte de una dieta saludable para curar los antojos. Llena de proteínas, carbohidratos complejos y grasas saludables para brindarte energía.

Pre-calentar una sartén por 2 minutos sobre fuego medio antes de agregar el aceite pam. Después, pisar 1 plátano grande con un tenedor, hasta conseguir una consistencia suave y reservar. Después, agregar 2 huevos a un bol , antes de agregar el plátano pisado y mezclar bien por 2-3 minutos. Luego, pisar los arándanos con un tenedor y agregar a la mezcla de plátanos y huevos. Mezclar bien otra vez. Una vez que la masa de panqueques esté lista, usar un cucharón y colocar una porción de masa en el medio de la sartén suavemente. Dejar por 60-90 segundos antes de darlo vuelta y luego repetir el proceso. Absolutamente delicioso, para chuparse los dedos!

Valores nutricionales
Proteínas- 20.6g. / 10.3g. por porción
Carbohidratos- 55.5g. / 27.7g. por porción
Grasas- 18.1g. / 9g. por porción
Kilocalorías totales- 467.3 Kcals. / 233.6Kcals por porción

45- PASTA DE ATÚN CREMOSO (2 PORCIONES)

Ingredientes

- 150g. de fideos penne integrales (sin cocinar)
- 300ml. de agua
- 1 lata pequeña de atún (60g. en agua)
- ½ lata de tomates
- 1 cucharada de aceite de colza
- 1 cucharada de orégano
- 1 cucharada de pimienta de Cayena
- 1 pizca de sal marina y pimienta negra molida
- 2 dientes de ajo (picados)
- ½ jugo de lima
- 1 cucharada de yogur natural bajo en grasa
- 15g. de queso parmesano (rallado)

Método de preparación

Agregar los fideos penne a una olla mediana con 300ml. de agua y dejar hervir durante 10 minutos o hasta que el agua se haya absorbido. Mientras estás esperando, pre-calentar una sartén por 2 minutos sobre fuego medio-bajo, antes de agregar el aceite de colza y el atún- cocinar durante2-3 minutos, revolviendo frecuentemente. Luego, agregar la lata de tomates junto con el jugo de lima, ajos picados, orégano, pimienta de Cayena y sal y pimienta. Cocinar durante 10 minutos o hasta que la salsa espese. Una vez que la pasta esté lista, agregarle la salsa, apagar el fuego, mezclar bien y agregar el queso parmesano- mezclar suavemente y dejar reposar por 1 minuto. Finalmente, agregar la cucharada de yogur bajo en grasa y mezclar bien. Simplemente delicioso!

Valores nutricionales
Proteínas- 29.8g. / 14.9g. por porción
Carbohidratos- 47.8g. / 23.9g. por porción
Grasas- 18.2g. / 9.1g. por porción
Kilocalorías totales- 474.2 Kcals. / 237.1 Kcals. por porción

46- POLLO MARINADO CON CONDIMENTO JERK

(2 PORCIONES)

Ingredientes

- 100g. de filete de pollo (sin piel)
- ½ pimiento rojo (en cubos)
- 3 espárragos (en cubos)
- 100g. de brócoli (en cubos)
- 3 rociadas de aceite pam de 1 caloría
- 1 pizca de sal marina y pimienta negra molida

Salsa

- 1 cucharada de condimento jerk
- 3 cucharadas de salsa de soja
- 1 cucharada de aceite colza
- 2 dientes de ajo (picados)
- 1 cucharada de jengibre
- ½ cucharada de hojuelas de chile
- ¼ de jugo de lima
- 1 pizca de sal marina y pimienta negra molida
- 1 cucharada de miel

Método de preparación

Para mejores resultados, es mejor marinar

el pollo la noche anterior, por al menos unas horas. En una fuente grande, agregar todos los ingredientes encima del filete de pollo- usar las manos para sazonar bien; cubrirlo con una lámina de papel aluminio y guardar en la heladera para marinar. Una vez que hayas hecho esto, agregar el pollo marinado al horno- cocinar durante 25-30 minutos a 200 grados. En los últimos 10 minutos del proceso de cocción, pre-calentar una sartén sobre fuego medio-bajo por 2 minutos antes de agregar el aceite pam, junto con el brócoli, espárragos y pimiento rojo- sazonar con sal y pimienta y freír ligeramente.

Valores nutricionales

Proteínas- 41.5g. / 20.7g. por porción

Carbohidratos- 32.7g. / 16.3g. por porción

Grasas- 14g. / 7g. porpor porción

Kilocalorías totales – 422.8 Kcals. / 211.4Kcals por porción

47- COPOS DE AVENA CON FRUTAS Y FRUTOS ROJOS

(2 PORCIONES)

Ingredientes

- ¼ taza de avena
- ¼ taza de agua
- ½ taza de leche de soja (sin azúcar)
- 1 cucharada de chocolate Nutella (o altenativo)
- 1 cucharada de canela
- ¼ taza de mezcla de frutos rojos secos
- 1 manzana pequeña (pelada y cortada en pequeños trozos)

Método de preparación

Simple, rápida y fácil, una receta nutritiva para comenzar tu día y elevar tus niveles de energía.

Agregar la avena junto con el agua, leche de soja, canela, mezcla de frutos rojos y trozos de manzana a una olla y cocinar sobre fuego suave durante 6-7 minutos o hasta que la mezcla espese a tu gusto-revolviendo frecuentemente. Luego, colocar la mezcla en una fuente para servir y agregar Nutella en el centro de la preparación y dejar reposar durante 1 minuto. Mezclar bien y comer inmediatamente!

Valores nutricionales
Proteínas – 9.6g. / 4.8g. por porción
Carbohidratos- 68.2g. / 34.1g. por porción
Grasas- 12g. / 6g. por porción
Kilocalorías totales- 419.2 Kcals. / 209.6Kcals por porción

48- MUFFIN INGLÉS DE HUEVO Y TOCINO

Ingredientes

- 1 muffin inglés integral
- 2 tajadas de tocino bajo en grasa (cortar todo exceso de grasa)
- 3 rociadas de aceite pam de 1 caloría
- 1 huevo grande
- 1 cucharada de manteca baja en grasa
- 1 cucharada de kétchup reducido en sal y azúcar

Método de preparación

Para empezar, agregar 1 huevo a una olla con agua hirviendo hasta cubrir. Hervir el huevo a fuego medio-alto durante 7 minutos, después quitar el agua hirviendo y agregar agua fría- dejar que se enfríe por 1 minuto, antes de quitar del agua. Golpear el huevo varias veces con un tenedor, dejar durante 2 minutos y después pelar. Cortar a la mitad y reservar. Luego, pre-calentar una sartén a fuego medio-bajo, antes de agregar el aceite pam junto con las dos tajadas de tocino magro- cocinar por 8-10 minutos o hasta que estén crocantes. Finalmente, cortar el muffin inglés a la mitad, tostar, untar con manteca en ambas rebanadas y agregar el tocino, el huevo, salsa roja entre las dos rebanadas de muffin y disfrutar!

Valores nutricionales
Proteínas- 33g.
Carbohidratos -40.5g.
Grasas -17.3 g.
Kilocalorías totales- 449.7 Kcals.

49- ARROZ CON GUISANTES DE INSPIRACIÓN JAMAIQUINA- HERVIDO DE 60 MINUTOS (3PORCIONES)

Ingredientes

- 2 dientes de ajo (picados)
- 1 cebolla blanca mediana (en rodajas finas)
- 1 cucharada de condimento jerk
- 1 cucharada de condimento de Cajun
- ½ jugo de lima
- 2 cebollas de verdeo medianas (picadas)
- 1 ramita de tomillo fresco
- 1 pizca de sal marina y pimienta negra molida
- ½ taza de leche de coco (sin azúcar)
- 150g. de arroz integral (1/2 taza)
- 300ml. de agua (para el arroz)
- 1 cucharada de pimienta de Cayena
- 100g. de guisantes verdes (congelados)
- 100g. de frijoles rojos (envasados en agua)

Método de preparación

Esta siguiente receta tiene muchos ingredientes, que dejarán tus papilas gustativas hormigueando; es muy simple y lleva muy poco tiempo en lograr que todos los sabores se unan, para crear el aroma perfecto.

Comenzar lavando muy bien los frijoles rojos, y después simplemente agregar todos los ingredientes en una gran olla, llevar a fuego bajo y cocinar durante 1 hora o hasta que la mezcla espese a tu gusto- revolver ocasionalmente.

Valores nutricionales

Proteínas – 19g. / 6.3g. por porción

Carbohidratos – 87.5g. / 29.2g. por porción

Grasas – 6.4g. / 2.1g. por porción

Kilocalorías totales – 483.6 Kcals. / 161.2 Kcals. por porción

50- ARROZ CON POLLO FRITO (2 PORCIONES)

Ingredientes

- 1 filete de pollo (100g. sin piel y cortado en trozos)
- 150g. de arroz blanco (1/2 taza)
- 2 cebollas de verdeo (en rodajas finas)
- 2 dientes de ajo (picados)
- 4 rociadas de aceite pam de 1 caloría
- ¼ de taza de guisantes de jardín (envasados en agua)
- ¼ taza de zanahorias (en rodajas)
- 1 pizca de sal marina y pimienta negra molida
- ½ cucharada de jengibre rallado

Método de preparación

Para mejores resultados y conseguir la perfecta textura de este plato, pre-hacer el arroz y guardar en la heladera durante 60 minutos, antes de agregar a la olla. Para hacer esto, simplemente agregar el arroz con 300ml. de agua hirviendo a una olla mediana y hervir a fuego medio por 10-12 minutos o hasta que el agua se haya absorbido- guardar en la heladera por 1 hora. Una vez que hayas preparado el arroz, es momento del siguiente paso. Precalentar una sartén sobre fuego medio-bajo por 2 minutos antes de agregar el aceite pam, ajo y cebolla blanca- cocinar hasta que la cebolla esté transparente. Luego, agregar el pollo en cubos y cocinar hasta que se doren. Después, bajar el fuego a medio y agregar las cebollas de verdeo, guisantes de jardín, zanahorias, sal, pimienta negra y jengibre a la sartén- cocinar 6-7 minutos antes de agregar el arroz (revolviendo frecuentemente). Cocinar por otros 3-4 minutos, revolviendo cada tanto y servir inmediatamente.

Valores nutricionales

Proteínas- 421.5g. / 21.2g. por porción

Carbohidratos- 71.2g. / 35.6g. por porción

Grasas- 4.4g. / 2.2g. por porción

Kilocalorías totales- 494.4 Kcals. / 247.2 Kcals. por porción

GLOSARIO

Aceite pam: spray para cocinar distribuido por ConAgraFoods. Su principal ingrediente es el aceite de canola.

Pollo Quorn:Quorn es un sustituto de la carne, pollo y otros productos, originario del Reino Unido.

Arroz Palau: arroz originario de la cocina de Afganistán.

Garammasala: mezcla de especias, originaria de la India. Ingredientes: granos de pimienta blanca y negra, clavos de olor, canela, mazo, granos de cardamomo negros y verdes, curry, comino y cilantro.

Condimento de Cajun: originario de Louisiana, utilizado por los franceses deportados de Canadá por los Británicos . Quienes se afincaron en Louisiana. Contiene pimiento verde, cebolla y apio.

Muesli: cereal compuesto de copos de avena e ingredientes como granos, nueces, semillas y frutas frescas y secas.

Tikkamasala: plato preferentemente de pollo marinado en una salsa de curry. Originaria de la India y el plato más popular del Reino Unido. El pollo se marina en yogur y especias.

Condimento jerk: originario de la India, en el cual la carne es secada o marinada en especias jerk. La palabra jerk puede derivar de la palabra charqui (carne seca) en idioma quechua. La carne se prepara frotando las especias sobre ella. Ingredientes: pimienta de Jamaica, pimientos Scotch Bonnet; puede incluir clavos de olor, canela, cebollines, nuez moscada, tomillo, ajo azúcar negra, jengibre y sal.

Pimienta de Cayena: pimienta de ají rojo de Cayena. La palabra Cayena puede derivar de un dialecto hablado en Brasil y significa pimienta, también.

DESCRIPCIÓN DEL LIBRO

La dieta ketogénica, una forma de comer incluyendo bajos carbohidratos y altas grasas, es increíblemente efectiva en transformar la vida de las personas, ayudándolos a una relativa pérdida de peso y encontrar alivio en las condiciones de salud frente a diversas dolencias. La temporada de fútbol no tiene que hacerte descarrilar en tu estilo de vida keto. En estas recetas nuevas como patatas fritas de aguacate y bocadillos de pollo y tocino; la comida del día del juego y tu estilo de vida saludable se unen excelentemente en este libro de recetas .

La dieta ketogénica es una dieta de bajos carbohidratos y altas grasas con adecuadas proteínas, está diseñada para que tu cuerpo pierda exceso de peso y queme grasa instalada.

No es efectiva en tus objetivos de perder peso rápido, pero increíblemente efectiva en otras cosas como en revertir la diabetes, reducir las enfermedades cardiovasculares, bajar la presión arterial y reducir el colesterol.